Les secrets de l'aromathérapie Pour le mieux-être

Maximisez votre force vitale, transformez votre stress et combattez les maux avec les huiles essentielles

Par

Marina Dufort, RA.

(Aroma Marina)

I0119401

Aromatherapy Secrets for Wellness:
Maximize Your Life Force, Transform Stress and Conquer Ailments
with Essential Oils

Copyright © 2011 by Marina Dufort
All Rights Reserved.

Unauthorized duplication or distribution is strictly prohibited.

ISBN 13: 978-0-9912964-5-3
ISBN 10: 0991296451

Published by Expert Author Publishing
http://expertauthorpublishing.com

Canadian Address

1265 Charter Hill Drive
Coquitlam, BC, V3E 1P1
Phone: (604) 941-3041
Fax: (604) 944-7993

US Address

1300 Boblett Street
Unit A-218
Blaine, WA 98230
Phone: (866) 492-6623
Fax: (250) 493-6603

Table des matières

Avis de non-responsabilité

Il est très important de consulter un médecin avant d'apporter des modifications à votre mode de vie ou à votre alimentation et avant d'utiliser des huiles essentielles ou de prendre des vitamines et / ou des compléments alimentaires. Bien que des précautions aient été prises afin de rassembler et présenter les informations contenues dans ce livre, l'auteure n'accepte ni l'obligation, ni la responsabilité face à toute personne à l'égard de pertes, de blessures ou de dommages causés ou supposés, par le résultat direct ou indirect de l'information contenue dans ce livre. Le but de ce livre est d'éduquer et d'informer. Pour un avis médical, vous devriez rechercher les services personnalisés d'un professionnel de la santé.

Des éloges pour les secrets du mieux-être par l'aromathérapie

Comment Marina et ses huiles m'ont aidée à combattre le cancer...

J'ai été diagnostiquée avec un cancer du côlon de stade 3 qui s'est propagé dans mes ganglions lymphatiques. Mes nombreux médecins ont tous suggéré un traitement intensif comprenant divers types de chimiothérapie juste après que la tumeur ait été enlevée. Il me semblait que tout le monde se concentrait sur les symptômes et ne s'intéressait pas du tout au-delà d'un taux de survie de plus de cinq ans. C'est alors que j'ai commencé à rechercher des thérapies alternatives, dont la naturopathie.

J'ai rencontré Marina pour discuter d'aromathérapie et pour commencer des séances de réflexologie. Être prise en charge par Marina, avec toute sa sagesse et son énergie, est une expérience de guérison en soi. Je crois vraiment qu'elle a un don et que l'intégration des thérapies occidentales et la médecine naturelle font partie de l'avenir de la gestion du cancer. Non seulement ma vie a changé pour le mieux, mais je sais aussi que je suis responsable de mon chemin vers le mieux-être. Merci Marina !

Bonnie Barton
Vancouver, Colombie-Britannique

Comment Marina et ses huiles m'ont soulagée de mon stress

Quand j'ai rencontré Marina il y a dix ans, j'étais en deuil de mon père et je cherchais un réconfort spirituel. Grâce à mon fils bien-aimé, Anthony, j'ai reçu un massage aux huiles essentielles de Marina et j'ai senti le changement tout de suite.

L'utilisation d'huiles essentielles et ma connexion avec Marina ont commencé à me rendre plus consciente de mon niveau d'énergie. Pour moi, c'était une découverte. Enfin, je commençais à me sentir plus détendue et réceptive, après toutes ces années de stress et de concentration intense consacrées à l'établissement de ma vie en France ainsi qu'à la gestion de ma compagnie de cosmétiques.

J'utilise les huiles essentielles et les services holistiques sur une base régulière maintenant. Je vais avoir 59 ans dans trois mois et je me sens plus saine et plus vivante que jamais.

Merci Marina, sans vous et vos massages aux huiles essentielles ma vie serait différente.

Marie-Jeanne Godard, Canada

Quelle expérience merveilleuse ai-je vécue entre les mains bienveillantes de Marina ! Être une nouvelle maman peut être stressant. Le vaporisateur ❁ **Pump the Peace** faisait partie de ce voyage extraordinaire où j'ai pu me calmer au son de sa voix chaleureuse, ainsi que par la sagesse joyeuse transmise à travers ses mains et les parfums variés. Ce fut une expérience utopique!

x

Étant une nouvelle maman, j'étais agréablement dévouée à prendre soin de mon petit ange, alors cette expérience m'était nécessaire pour mieux prendre soin de moi-même. Après une heure sur un lit de relaxation et d'abandon total, j'étais pleine de bonheur et en mesure de donner davantage en tant que maman, tout en me sentant entière à nouveau. Je me sentais incroyable! Marina a ensuite emmené mon fils Christian, âgé de 8 mois, dans la salle de massage pour qu'il puisse absorber les essences dans l'air et respirer l'essence originale libérée lors de mon massage. ... Il était en paix, et a aimé qu'elle prenne le temps de faire tinter le carillon (Thérapie amérindienne par le son).

Maman heureuse, bébé heureux. Nous avons tous deux tiré de nombreux avantages de cette expérience sur la table dans le studio de yoga MAA, dans les mains d'une femme qui a vraiment un don. Un don de guérir, de rajeunir et d'apporter la paix intérieure ! Je me sens honorée de vivre ce que Marina offre.

Brei Souza, nouvelle maman et membre du personnel de l'atelier de YOGA MAA, Deep Cove, Colombie Britannique, Canada

En tant que directeur de la photographie dans des séries télévisées et d'innombrables films depuis près de 30 ans, j'ai toujours essayé de m'entourer de gens qui sont les meilleurs dans ce qu'ils font. Marina est l'une de ces personnes.

Loin d'être glamour, travailler sur un plateau de tournage est généralement pénible. Avec de longues heures, jour et nuit, souvent par mauvais temps et dans des lieux misérables, l'équipe était toujours heureuse quand Marina était là. Son emploi principal comme "stand in" était de répéter les actions des acteurs (y compris Brooke Shields, Carol Burnett et même Eric Stoltz) afin que nous puissions mettre en place et éclairer les prises de vue d'une manière à mettre les acteurs en valeur. Son travail était parfait et important, mais plus important encore, l'énergie lumineuse et positive qu'elle dégageait tous les jours rendait tout le monde de bonne humeur. Et si cela ne suffisait pas, elle revivifiait l'équipe épuisée avec ses massages d'épaules, ses merveilleuses huiles essentielles et sa voix musicale.

Elle nous manque et nous savons tous que son livre sera excellent. C'est la seule façon dont elle fait les choses !

Robert McLachlan ASC, CSC
Vancouver / Los Angeles

Comment Marina et ses huiles ont soulagé ma douleur

Suite à un grave accident de voiture, en pleine convalescence d'une déchirure du muscle moyen glutéal, j'étais presque sans aucun espoir d'être en mesure de retourner à une vie normale. Toutefois, après un traitement intensif par Marina, ses mélanges merveilleux d'huiles essentielles et son don magique de guérison, je peux honnêtement dire que je suis capable de courir, de m'étirer et que malgré mes 51 ans, je suis plus souple que je ne l'ai jamais été. Marina a travaillé sans relâche d'abord avec de la boue et des enveloppements d'algues, puis avec les mélanges d'huiles magiques et ses mains guérisseuses.

Marina possède vraiment un don rare de guérison et je la recommande à tout le monde. Merci "Marina Mermaid" (Sirène Marina). Tu es vraiment un ange de guérison.

Pharmacologie, Université de Londres (Royaume-Uni)
M. Andrew Bramley, Ph.D.
Vancouver, Colombie-Britannique

Je ne sais pas exactement comment je suis arrivé à 53 ans. Il me semble que j'avais 30 ans il y a quelques mois. Mais, je suis là, et, comme la plupart des hommes de mon âge, j'ai tendance à pousser mon corps comme si j'avais encore 18 ans. Jouer au hockey, faire du vélo, s'entraîner à la gym, il encaisse. Chaque semaine, il y a une autre contusion, élongation musculaire ou des douleurs articulaires. Et maintenant que je suis plus vieux, ça semble prendre une éternité à guérir, si jamais ça guérit. Récemment, mon bras gauche était en bien mauvais état. Je ne pouvais le soulever plus haut que mon épaule sans douleur importante. Au fil du temps il empirait. J'ai dû abandonner mon vélo et à peu près tout le reste. Je ne savais pas quoi faire d'autre que de souffrir.

Puis je suis allé chez Marina et elle a usé de sa magie. Je dis "magie" parce que c'est le meilleur mot que je peux utiliser pour la décrire. Elle a vraiment exploité la puissance de la nature et tout son pouvoir de guérison. À partir du moment où j'entre dans sa chambre de traitement, je sens que je suis entre de bonnes mains. Elle comprend le corps humain et les contraintes que nous lui imposons. Quand elle commence sa thérapie, je me sens plus détendu, centré et équilibré. La douleur diminue et puis disparait. Pour mon bras spécifiquement, elle a utilisé quelque chose de très spécial de sa propre création, l'étonnant ❀ **M. Fix It.** Wow, je pouvais sentir son action en quelques secondes. Je ne sais pas exactement ce qu'il y a dedans, mais je peux vous dire à quel point c'est efficace. Croyez-moi, ça marche. J'ai ramené une petite bouteille à la maison, avec des instructions claires sur l'utilisation. Merci à Marina, je me sens comme si j'avais à nouveau 30 ans. Le temps de faire du vélo!

Merci Marina!

Scot McDonald, réalisateur, producteur, vidéaste
Productions Full Frame

Comment Marina et ses huiles m'ont aidé à me détoxiquer

Maintenant, je sais pourquoi son surnom est "Marina Mermaid" (Sirène Marina) mais à partir de maintenant, je vais l'appeler "Alchimiste Marina Mermaid".

Au cours de mes 20 ans dans l'industrie du fitness en tant qu'entraîneur personnel et culturiste naturel, je n'ai jamais pensé à consulter pour un massage aux huiles essentielles. OK, ne le dites à personne, mais je l'ai essayé et laissez-moi vous dire quelque chose ... WOW ! Marina est au top dans son domaine. Ça n'a rien à voir avec un massage régulier. C'est un voyage pour vos sens et une expérience pour votre corps tout entier.

En tant que survivant d'un cancer, je sais combien il est important de prendre soin de sa santé et de détoxiquer son organisme. J'ai été impressionné par la connaissance de Marina sur toutes les différentes sortes d'huiles essentielles. Chaque huile essentielle a son propre avantage, et Marina, comme une alchimiste, conçoit différents mélanges pour vos besoins spécifiques.

Merci Marina, et vous pouvez ajouter mon nom à votre liste de clients réguliers.

Martin Bolduc, CPT, ACE, BCRPA
Auteur de "*The Ultimate Guide to Express Fat Loss*"

Comment Marina et ses huiles ont soulagé mes maux de tête et mon SPM

Chère Marina,

Je voulais vous écrire une lettre de sincères remerciements. Avant de vous rencontrer j'avais des menstruations irrégulières et si abondantes que ça devenait inquiétant. J'ai suivi votre conseil et j'ai appliqué votre mélange **Dragon Lady Flush** sur mon ventre, suivi d'une compresse chaude. Je l'ai fait seulement un jour avant la date prévue de mes menstruations. Les résultats ont été renversants! Mon débit était normal et je n'ai ressenti aucun épisode de débit abondant.

Je souffrais également de maux de tête à la veille de mes menstruations, ces maux ne pouvaient pas être soulagés par un analgésique, vous avez donc créé pour moi un brumisateur appelé *Headache Gooone*, qui a réussi à éliminer ces malaises.

Je voulais aussi que vous sachiez que les vaporisateurs

✿ **Pump the Peace** et ✿ **Pump the Joy** que vous avez créés sont étonnants. Je les garde avec moi et je vaporise une petite quantité pour me remonter le moral au besoin.

Je recommande vos thérapies naturelles à toutes mes connaissances. Je vous remercie du fond du cœur.

Bien cordialement,

Monique Rook, Vancouver, B.C

Comment Marina et ses huiles ont ravivé mon système immunitaire et éliminé le rhume et la grippe...

Pendant les deux années au cours desquelles j'ai eu des séances de massage aux huiles essentielles avec Marina, j'ai éprouvé un sentiment renouvelé de mieux-être et d'énergie. En tant qu'avocate, je travaille de longues heures, et la promiscuité des bureaux, le chauffage intérieur en hiver, la climatisation en été, amènent son lot de maladies. Depuis mes traitements avec Marina, je suis rarement malade car mon immunité aux virus courants a augmenté. Je suis reconnaissante à Marina pour ce sentiment accru de mieux-être et de santé.

Michelle Ma, Avocate au Cabinet Klein Lyons.
Vancouver, Colombie-Britannique

Comment Marina et ses huiles ont impressionné des professionnels de la santé

Le consommateur de soins de santé moderne cherche à aller au-delà des limites de la médecine allopathique pour embrasser les pouvoirs de guérison de la nature. Grâce à sa connaissance intuitive et unique du pouvoir de guérison des essences aromatiques botaniques, Marina va au-delà de la pratique allopathique en offrant un moyen très efficace et plus diversifié, soit l'approche de guérison holistique. Ses incomparables dons intuitifs sont offerts comme un complément remarquable, plutôt qu'un remplacement, à la pratique allopathique.

Ursula McGarry, MD, Ontario, Canada

J'ai eu la chance de rencontrer Marina lorsqu'elle est venue à Stavanger, en Norvège, en 2009 pour partager ses connaissances étonnantes et faire des massages. Elle a pris le temps de voyager depuis le Canada pour apporter un certain soulagement à ma femme et moi, alors que nous vivions une vie très mouvementée. Immédiatement, j'ai senti son énergie positive et sa manière de nous faire sentir détendus et importants en tant qu'êtres humains. Nous allions alors devenir de fiers parents de jumeaux en plus de travailler de longues heures à notre clinique d'ophtalmologie. Marina nous a donné des séances d'aromathérapie et nous a initiés aux huiles essentielles, ce qui nous a aidés à gérer notre haut niveau de stress à l'époque. Son livre est son propre "nouveau-né" et je me réjouis à l'idée de le lire attentivement afin de pouvoir transformer les habitudes actuelles de notre famille pour le mieux. Enfin, nous serons en mesure de profiter des Secrets du mieux-être par l'aromathérapie à la maison et d'apprendre de nouvelles façons de gérer certains malaises en utilisant ses méthodes. Notre famille, tout comme les autres qu'elle a pu toucher, sommes ravis de son retour en Norvège en 2012.

Kaare Vigander,opthalmologiste
ØYELEGENE AS, Stavanger, Norway

J'ai rencontré et formé Marina il y a plusieurs années dans l'une des modalités holistiques qu'elle mentionne dans ce livre. À cette époque, j'avais trouvé en Marina un dévouement, une passion et une volonté d'apprendre des plus uniques et rafraîchissants à voir. Je suis honorée et ravie de lire son chef-d'œuvre de l'amour, de la dévotion et de la simplicité. Ce bouquin aidera sûrement à trouver des solutions naturelles pour se quérir. Encore une fois, on retrouve sa fraîcheur dans ce livre combinant sa passion avec ses années de service, son expérience et sa connaissance, dans un format qui est accessible pour tout le monde. Marina capture l'essence de sa mission divine en portant à l'écrit son voyage spirituel passionné ainsi que l'utilisation des essences, ou "âmes", des plantes. Son livre est facile à lire, agréable et pratique. Son amour pour ce qu'elle fait avec des arômes (huiles essentielles), est très évident tout au long de son livre. Je vous remercie Marina pour votre merveilleux livre sur l'aromathérapie qui aborde un grand nombre de problèmes actuels. Votre cœur est si pur et aimant, il brille dans votre livre. Puissiez-vous, en tant que lecteur, profiter de ce trésor rempli de joie!

**Sabina M. Auteure DeVita Ed.D. DNM, NNCP, OSJ, Auteure de *Electromagnetic pollution*, *Saving Face* et d'autres livres
Praticienne Holistique, présidente, Institute of Energy Wellness studies and DeVita Wellness clinic Brampton, Ontario Canada**

Il fut un temps où la santé et la guérison étaient obtenues et maintenues à l'aide de méthodes et de produits naturels. Pendant de nombreuses années, nous nous sommes écartés de cette façon de vivre, pour ensuite retrouver notre corps, âme et esprit surchargés de toxines, hurlant de douleur et aux prises avec le stress et ses maladies associées. Il est encourageant de voir que l'utilisation des huiles essentielles de plantes reprend sa juste place dans l'histoire de la santé naturelle. Ces dons incroyablement puissants de Mère Nature sont faciles, efficaces et agréables à utiliser. Marina permet à chacun d'atteindre naturellement le confort, la paix et la joie grâce à l'utilisation d'huiles essentielles. Merci, Marina, de rendre le monde "aromatiquement" beau à nouveau!

**Pat Antoniak RN., BN., RA., EOT., AG. Reg.
Infirmière – Aromathérapeute Enregistrée
Natural Comfort Wellness Centre
Delta, BC. Canada
www.naturalcomfort.ca**

Quiconque a eu le privilège de passer quelques minutes avec Marina sait à quel point son énergie est contagieuse. Son histoire inspirera tous ceux qui cherchent à profiter davantage de leur santé et de leur vitalité. De l'aromathérapie intemporelle à la technologie de l'ère spatiale, elle a des informations pour aider toute personne à atteindre un niveau de mieux-être au-delà de ses rêves. J'ai la chance d'avoir son amitié et de partager ses dons et son voyage vers la santé. Lisez ce livre et laissez-vous porter vers les étoiles avec un sourire fendu jusqu'aux oreilles!

Eric Groleau
www.GlobalWellnessMedia.com
Ontario, Canada

J'ai rencontré Marina pour la première fois en 2001, quand elle est venue à moi en tant que cliente. Un de mes dons pour aider les gens réside dans la lecture de l'âme et l'orientation de ceux-ci vers la réalisation de leur plein potentiel. Au cours de cette première session je lui ai dit qu'elle allait écrire un livre pour aider les femmes à recourir à des moyens naturels pour prendre soin d'elles-mêmes. Au fil des années, suivant notre première rencontre Marina a fait un travail intérieur ardu mais nécessaire pour remplir pleinement sa mission divine, et ce livre est à lire absolument pour quiconque désire vivre la vie à son plein potentiel. L'une des impressions que je garde de notre rencontre est l'étonnante vitalité et l'enthousiasme pour la vie qui émanaient de chaque cellule de son être. Marina est une défenseuse passionnée, dévouée, et digne de confiance. Elle est une guérisseuse authentique, perspicace et compatissante qui croit aux bienfaits de l'aromathérapie.

Kadea Metara, Catalyst for Change
Mentor Spiritual
Sacramento, California
Kadea.org

"L'expérience que j'ai vécue avec Marina et son talent incroyable pour la création de mélanges d'huiles essentielles est vraiment une joie et un plaisir. Son amour et sa connaissance des huiles essentielles ainsi que son énergie incroyable, c'est un vrai don. Il ne fait aucun doute dans mon esprit que son livre reflète tout ceci et plus encore ! "

Debby Brouwer, Bio Energy Healing Practitioner
http://www.perfecthealth-bioenergy.com/

Si seulement le monde médical reconnaissait les pouvoirs de guérison des l'huiles essentielles ... Nous utilisons, recommandons et vendons ces huiles "magiques" à notre boutique avec des résultats étonnants. Calmantes, cicatrisantes, énergisantes, il me semble qu'elles font tout ! J'ai également eu le plaisir de recevoir des massages aux huiles essentielles de ma sœur de la mer, Marina mermaid. (Sirène Marina) tout ce que je peux dire, c'est "le bonheur total !"

Lynn Carter
Propriétaire, Utopia—The Mystical Sanctuary
North Vancouver
B.C. Canada

Marina Mermaid (Aroma Marina) est un arrêt de ravitaillement holistique pour une détente ultime avec des massages aux huiles essentielles et des traitements de détoxication. Plus particulièrement, j'aime ses produits d'aromathérapie faits à la main, qui ne contiennent aucun produit chimique. Ma maison et mon corps sentent comme les beaux champs de lavande du sud de la France ! Marina nous entraîne vers la détente et une meilleure santé. Longue vie à son nouveau livre !

Whitney McMillan
Auteure de "*Rock Your Overwhelm: Live in Clarity,*
***Balance and Freedom*"**
www.whitneymcmillan.com

D'innombrables personnes peuvent vous faire un massage sur la planète ... Mais il n'y a qu'une seule personne, Marina, qui possède des mains si magiquement intenses qu'elles peuvent dissoudre presque tous les maux en plus de vous faire ramollir comme de la guimauve moelleuse et euphorique. Votre livre transmet parfaitement votre passion pour l'aromathérapie.

Caren McSherry
Auteure, Animatrice Télé, Chef
Propriétaire, The Gourmet Warehouse
www.thegourmetwarehouse.com

Préface

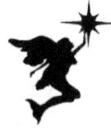

Marina Mermaid (Aroma Marina) fait des vagues

J'ai rencontré Marina il y a plusieurs années lors d'une retraite d'aromathérapie. Elle était radieuse, bouillonnante d'énergie, et toujours prête à profiter de la vie au maximum. Ce n'est pas une surprise pour moi que *"Les Secrets du Mieux-Être par l'Aromathérapie soit sa nouvelle création"*. En lisant les chapitres, j'ai réalisé que le livre est exactement comme elle ! L'écriture est chaude, réconfortante et pleine de précieux renseignements sur l'aromathérapie, les huiles essentielles et la guérison. Le texte s'écoule tout comme son énergie inépuisable et il vous fait rire, réfléchir, apprendre et pleurer.

Travaillant comme guérisseuse intuitive, aromathérapeute et jardinière depuis les 15 dernières années, mon monde est dominé par les arômes, plantes médicinales, plantes, graines, extraits frais et huiles. Je félicite Marina qui transforme le monde de l'aromathérapie en donnant une description aux huiles essentielles, ces huiles qui sont "de petites infirmières et des gourous de la médecine ..." .Elles inspirent tout en guérissant et changent avec le temps, tout comme vous et moi .

Dans ce voyage merveilleux et aromatique à travers la vie de Marina et ses enseignements sur les huiles essentielles, vous découvrirez le feu en vous. Son parcours de vie vous éduquera et vous entraînera dans un monde de guérison naturelle. Le chapitre sur le stress est d'une importance capitale dans notre société. Nous sommes stressés et surmenés. Comme Marina écrit, nous avons une " forte incapacité pour prendre soin de nous-même." Les huiles essentielles aideront à vous connecter, et " à manifester l'intention d'être responsable de votre propre guérison."

Êtes-vous prêt à commencer votre parcours de guérison ? Ce livre guidera votre chemin. Amusez-vous !

Monika Meulman, Hon. BSc. CAHP
La muse de guérison ™
Aromathérapeute et guérisseuse intuitive
Présidente de la Fédération Canadienne des
Aromathérapeutes
www.cfacanada.com

Vagues de gratitude

À mes piliers familiaux :

Grand-maman Yvette et ma tante Suzanne, mes anges gardiens au ciel.

Mon papa Pierre Dufort et maman Pierrette Masse, ma belle-maman Huguette et mon beau-père Nounours (Yves), mes frères Philippe et Guillaume, mes soeurs Claude et Loulou. Également leurs précieux partenaires Anahi, Myriam, Michou (maire de Skidoune Ville) et Dodo (Gazebo). Aussi un accueil chaleureux à ma nièce, Adèle et mon neveu Simon Dufort.

Ma belle-mère Marie-Claire (Petit Écureuil) et à toutes mes tantes hilarantes, oncles, cousins, cousines des familles Masse Dufort et Vincent.

Aux piliers de la naissance du livre :

De Coquitlam, en Colombie-Britannique, Bob Burnham, mon mentor, auteur et éditeur qui vit dans un bunker (son bureau étant tout à fait à l'épreuve des drames) et qui a créé des miracles à de nombreuses reprises. Merci Bob.

De New York à Los Angeles, Rosemary Sneeringer, ma précieuse éditrice et " doula " qui fait sortir les mots comme par magie, en utilisant beaucoup d'humour et d'essences spirituelles pour adoucir le processus d'écriture et créer votre propre livre. Je m'incline devant toi. " Alright then! "

À Philadelphie, Susan Veach, la reine de la conception et de l'imagerie de couverture de livre et une graphiste fabuleuse. Merci Susan.

À Denver, Colorado, Rebecca Hanna, la conceptrice magicienne de l'esthétique de mon livre.

À Chicago, Illinois, Alison Howard, ma méticuleuse réviseuse, pour son souci du détail.

Merci à Lee Halliday pour la photographie de l'atomiseur sur la couverture.

Merci à ma belle-sœur Myriam, pour la traduction en français pendant les siestes d'Adèle et un grand merci à maman pour la révision du livre .

À mon pilier du cœur

Jean-Michel, mon compagnon des 15 dernières années. Merci c'est gentil !

À mes piliers de l'aromathérapie

Pat Antoniak, ma première enseignante et mentor. Mes sœurs de la CFA et sa présidente, Monica Meulman. Mes sœurs de BCAOA et BCAPA.

Tous mes clients d'aromathérapie de l'industrie du film. Rob McLachlan, mon cher ami. Mes clients réguliers et mes clientes de la retraite de femmes avec Heather au Loon lake, BC, maintenant des amis.

À mes piliers du mieux-être

Kiné-Concept équipe de rêve: Antony Sulpizio, Jade Pollack, François Roberge, Alain Paré, Robert Boulay, Jenny Lahache et Karim Garouj. Mon équipe de Berthierville : Annie Destrempes, Andrée Germain-Bélanger, Caroline et Karine Ouellet, Christine Masse, Lydia Tremblay, Pascale Lévesque, Patrice Cournoyer, SPA Natur'eau (Claude et Louise) et tous mes nouveaux clients, à vous tous, un Super merci !

À mes piliers de beauté

Jacqueline Couture-Brisdon, Tami Esaü, Yuki Arndt. Kelly Siegmann ma coiffeuse/thérapeute ainsi que Cher Anderson, ma sœur marine. Marie-Lyne Denommé et Marie-Jeanne Godard. Je vous aime !

À mes piliers spirituels

Les "Girls of Utopia", Farhad Khan, Jen Jordanie, Debbie Brouwer, Eric et Annie. Nicola et Scot McDonald des productions Full Frame.

Mon cercle "Equinox", nous sommes 29 membres avec notre chef-fée Doreen Virtue. Je vous aime tellement !

À mes piliers financiers

Sam Harris et Christian White, directeurs pour le Groupe Investors, qui m'ont appris à m'organiser financièrement. Ça n'a pas de prix !

À mes sœurs sirènes et hommes de la mer du pays et du monde entier

Tous mes amis chers, mentors, enseignants, et âmes inspirantes avec qui j'ai connecté au cours de mon pèlerinage passionné à travers la vie, un gros câlin de cœur à cœur !

À mes guides, anges et elfes, soldats de l'amour

Merci de tout cœur xxx

Marina Mermaid (Aroma Marina)

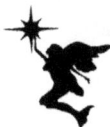

Entrez dans mon monde de détente.

Imaginez-vous en train de recevoir un traitement aux huiles essentielles avec Marina. . .

Dès le premier moment où votre pied touche le chemin, le voyage a déjà commencé. Vous ressentez le calme lorsque vous marchez sur les galets entourés de pierres de jardin zen parsemés d'herbe, de plantes et de fleurs de lavande. En ouvrant la porte, une bruine d'huile essentielle de pin ou d'orange douce indique à votre cerveau que vous êtes déjà dans une zone de rajeunissement. Marina vous accueille avec un grand sourire et un gros câlin. Vous entendez l'eau de la romanesque fontaine et sentez les odeurs purifiantes de la nature, tandis qu'une lumière tamisée et des bougies vous accueillent doucement au creux de ses mains bienveillantes. Après avoir rempli votre feuille de données médicales et en avoir discuté avec Marina, vous êtes maintenant prêt.

La salle de massage est claire, lumineuse et pleine d'amour juste pour vous. Une musique apaisante vous connecte avec la Mère Nature, déesse de Coeur et d'Accueil. Tout est en place pour une détente maximum. Maintenant, vous décidez de la raison d'être de votre séance et vous pouvez ensuite vivre une expérience heureuse.

La température de la pièce y est toujours chaude, les murs peints café au lait, découpés de blanc donnent une ambiance très enveloppante et l'omniprésence d'orchidées décore avec élégance ce coin de relaxation. La table de massage spacieuse et confortable est recouverte de draps de velours dorés ou de douces flanelles propres avec des couettes moelleuses. Marina la surnomme sa "Gondole Berçante".

On vous présente les 11 huiles essentielles qui seront utilisées avec l'huile chaude de transport de votre choix : huile de noyau d'abricot, d'onagre ou de rose musquée. Les huiles essentielles sont renforcées par l'utilisation de pierres chaudes de rivière, de pierres volcaniques ou de jade. La séance "signature " Aroma Marina utilise le " Derma Jade Ray Esthetics ", un dispositif d'électrothérapie à haute fréquence développé par le Dr Charles McWilliams. Considéré comme un "massage cellulaire", il améliore la circulation et augmente votre niveau d'énergie, tout en augmentant le taux d'oxygène dans votre sang. Ce dispositif permet de pousser le mélange d'huiles plus efficacement dans votre métabolisme, ce qui vous permet de vous sentir rafraîchi.

La séance " signature " est complétée avec du shiatsu, un massage suédois, de la réflexologie, un drainage lymphatique, un brossage des cuisses et une compresse abdominale pour votre système digestif si nécessaire (votre choix parmi cinq : Constipation (❀ *Flow*), brûlures d'estomac (❀ ***Digestive warrior***), gaz (❀ ***Belly Zen***), intoxication alimentaire (❀ ***Detox The Cleaner***), ou parasites (❀ ***Parasites in Me? No Way!***). Tout cela est accompli sereinement dans une session de 90 minutes.

Afin de libérer les toxines après la session, le meilleur bain de pieds ionique sur le marché est une option. Ensuite, il est temps de s'hydrater avec de l'eau au citron, au concombre ou à l'orange. Vous goûterez ensuite à un délicieux chocolat au thé vert riche en minéraux pour aider à rééquilibrer votre taux de sucre. Après une séance d'aromathérapie, votre corps libère des toxines pendant près de 24 heures, il est donc recommandé de boire beaucoup d'eau.

À la fin de la séance, vous vous sentez uni à votre corps détendu, positif et plus connecté à ce qui est important dans votre vie. Le livre *Sick and Tired* par le Dr Robert O. Young est recommandé. Il discute de l'alcalinité essentielle pour la santé. Sur l'échelle alcalinité / acidité de votre estomac, le citron devient +9.9 et le concombre devient +31.5. Le boeuf est -34.5.

Pour terminer, nous discutons ensemble du massage que vous venez de recevoir et des améliorations que vous aimeriez effectuer pour la prochaine session. On vous offre les huiles de guérison idéales pour vous permettre de recréer votre expérience spa à la maison ...

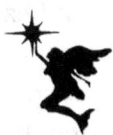

Quelle différence avec ce que j'ai pu ressentir lorsque vous êtes entré mon studio !

Voici comment ma session signature Aroma Marina transforme des vies :

- Je peux ressentir votre présence avant votre arrivée lorsque vous vous dirigez vers moi
- J'entends vos talons et votre voix sur votre téléphone mobile donnant des directives de dernières minutes à vos employés.

- Je sens votre stress interne relié au travail.

Je prends votre manteau, vos effets personnels et je vous prépare à être détendu sur la table. Vous êtes généralement à bout de souffle, en sueur, stressé et habitué à du mouvement rapide. Lorsque vous entrez, vous êtes soulagé : votre respiration change, je vous propose de l'eau, vous invite à utiliser les toilettes, à retirer vos vêtements et à enfiler un peignoir confortable. Ensuite, je vous demande une brève explication concernant l'objectif de votre session de massage afin de bien maximiser votre temps avec moi.

Parfois, des hommes viendront, courbés, envoyés par leurs femmes. Ils ne veulent pas être ici. Après la séance, ils n'ont pas à cacher le fait qu'ils ont aimé l'aromathérapie. "Je peux encore ressentir une certaine douleur, mon téléphone sonne encore, mais je me sens tellement mieux maintenant," me diront-ils. "Maintenant je comprends pourquoi ma femme aime bien venir ici." Après la séance, ils sont comme de la guimauve et ont un grand sourire. Je leur dis de se regarder dans le miroir et de voir leur âme Je suggère d'utiliser les huiles à domicile et chaque fois que vous prendrez une bouffée vous vous souviendrez de votre session car ces huiles stimulent le système limbique, votre cerveau archaïque, centre de traitement de votre raison, de votre instinct, de vos émotions et votre sens de l'odorat. Ils disent qu'ils se rendent compte qu'ils ont besoin de prendre du temps pour eux-mêmes et demandent quand ils peuvent revenir.

Et souvent ils augmentent la fréquence de leurs sessions. Leurs yeux sont reposés, les pupilles sont dilatées, et le blanc est plus brillant et moins jaune. Après un massage, le corps est plus alcalin. Ils peuvent avoir davantage soif pour les prochains jours, puisque les reins et le foie se nettoieront. C'est une façon agréable de se désintoxiquer. Après une séance avec moi, les gens se sentent comme après avoir pris un verre de vin ou de champagne.

Plusieurs clients ne reconnaissent pas les bienfaits de l'aromathérapie et de la massothérapie .Une séance avec moi entrouvre la porte vers le mieux-être, je leur dis de boire beaucoup d'eau, même s'ils n'aiment pas ça. Ils respirent plus profondément par la suite et élèvent le taux d'oxygène, le taux d'endorphine est plus élevé et le taux de cortisol chute.

Les changements que j'ai observés dans la vie de mes clients réguliers sont nombreux :

- Ils commencent à identifier les choses qui doivent être modifiées
- Ils sentent un besoin de ralentir, même s'ils ont du succès en affaires
- Ils prennent plus de temps pour eux-mêmes, pour l'aromathérapie et les massages
- Ils ne sont pas aussi stressés qu'ils étaient
- Ils découvrent des passe-temps ou partent à l'aventure hors de leur zone de confort
- Ils se sont placés en tête de liste, en changeant leurs priorités
- Ils sont capables de travailler plus avec moins de stress
- Ils se distancient des relations négatives
- Ils font leur deuil et passent à autre chose
- Ils deviennent plus précis sur ce qu'ils veulent dans la vie
- Ils deviennent des leaders

Quand j'ai commencé ma pratique, j'ai attiré des gens avec

beaucoup de drames dans leur vie parce que j'avais beaucoup de drames dans la mienne. Maintenant, j'ai des habitués qui sont profondément connectés à eux-mêmes.

Mes clients me disent qu'ils peuvent désormais mieux se concentrer au travail et qu'ils deviennent plus productifs. Ils commencent à exceller dans leur profession, même après avoir fait de leur propre mieux-être, une priorité. Ils commencent à penser plus positivement. Ils disent "non" plus souvent et ils s'offrent une meilleure qualité de vie Ils gèrent mieux leur temps, embauchent des assistants et progressent dans leur carrière. La médiocrité devient une chose du passé.

Beaucoup commencent à perdre du poids une fois qu'ils se placent au sommet de leur liste de priorités, surtout les mères qui travaillent. Elles vivent quotidiennement avec le défi de la gestion du temps avec toutes les choses qu'elles font pour leurs enfants. Prenons l'exemple des " mères-taxi " qui reconduisent leurs enfants à la danse, au karaté, au football, au hockey, et autres activités scolaires. Parfois, elles amènent leurs enfants pour une séance de relaxation, parce qu'ils sont eux aussi perfectionnistes et trop stressés. Je veux aider l'ensemble de la famille, même le chien. J'ai d'ailleurs conçu des mélanges spéciaux pour les animaux. Tout cela aide la famille à se sentir mieux et à mieux s'entendre. Je suis fière de faire partie de la vie de mes clients et je me soucie de leurs réalisations. Je les encourage et je les motive ! J'ai vraiment l'impression d'être leur " cheerleader " du mieux-être personnel.

Et maintenant, je vous offre ces bienfaits afin que vous puissiez en profiter dans votre propre maison...

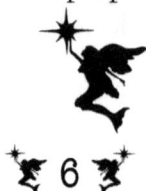

J'ai toujours été fascinée par les sirènes et leur esprit joueur.

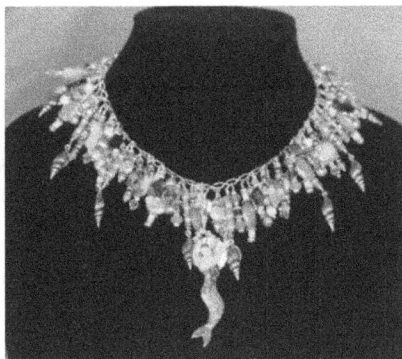

J'ai rencontré Cher à San Diego et nous avons développé une excellente relation basée sur l'amour mutuel des Sirènes. "*Mermaid at Play*", une toile merveilleuse peinte par Cher, peut être visionnée sur mon site Web à : www.marinamermaid. com/mermaidatplay

Cher est la fondatrice de créations Cher, LLC, où elle conçoit et vend des colliers originaux et objets d'art. Elle se spécialise dans les designs originaux avec des pierres naturelles et des pierres précieuses de partout dans le monde.

"*La synergie développée entre Marina Mermaid (Aroma Marina) et moi est aussi naturelle que celle entre les pierres précieuses et les huiles essentielles, les anges de notre Mère Nature.*"

Mes vœux les plus sincères,

Cher
Cher Anderson, fondatrice de Cher's Creations, LLC
www.cherscreations.com
Arizona, USA

*Il n'y a que deux erreurs que
l'on puisse commettre sur
le chemin de la Vérité :
ne pas aller jusqu'au bout,
et ne pas s'y engager.*

~ Bouddha

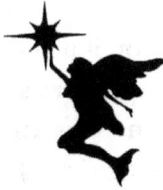

L'histoire de Aroma Marina

Je suis née sous le signe du Cheval de Feu, le 18 Avril 1966. Mon nom est Marie Yvette Nathalie Masse Dufort. Le nom Masse pour "masser" et Dufort pour "fort". C'est drôle que même mon nom annonce ma passion dans cette vie.

Pendant de nombreuses années, quand j'étais encore enfant, je faisais le rêve récurrent d'être coincée sous une grande porte médiévale où les villageois avaient placé de grosses pierres jusqu'à ce que j'étouffe à mort. J'ai découvert plus tard qu'à l'époque médiévale, les mariages étaient organisés à l'avance entre les familles dès la naissance des enfants. Une fille née sous le signe du Cheval de Feu était considérée comme trop rebelle, indépendante et difficile à contrôler, donc ces bébés étaient systématiquement noyés.

Depuis que je suis toute petite, j'ai eu cette peur dans mon cœur d'être ostracisée, de me faire attaquer, d'être différente. Enfant, je savais que j'avais des dons spéciaux. Je me sentais beaucoup plus âgée et avec beaucoup plus de sagesse que les autres enfants. Je savais que plus nous vieillissons, plus nous oublions cette sagesse. J'avais le cœur ouvert et je voulais partager tout ce que j'avais. J'ai eu des problèmes à cause de cela plusieurs fois. Un jour, j'ai écrit les réponses dans le cahier d'un camarade de classe et il a eu des ennuis pour avoir triché.

Son grand frère est venu à l'école et m'a poussée contre le mur, les mains autour de mon cou il m'a dit de ne plus jamais aider son frère. J'ai toujours su que j'avais été tuée et qu'on m'avait fait taire plusieurs fois dans mes vies antérieures à cause de mon désir d'aider les gens à guérir. Je me suis fait la promesse quand j'avais sept ans de ne jamais devenir adulte, une adulte aveugle et ennuyeuse, et j'ai gardé cette partie enfant de moi, vivante. Les enfants voient, sentent et savent tellement. Je veux que les gens prennent conscience de leur précieuse sagesse.

J'ai grandi au Québec et je peux encore sentir les parfums que j'ai respirés lorsque j'avais quatre ans, et que j'allais dans le petit jardin et la forêt enchantée de cèdre, de cyprès et de pins qui appartenaient à mon grand-papa Eugène Dufort et ma grand-maman Berthe. Ensemble ils avaient eu cinq filles et mon papa, Pierre Dufort, il était le seul homme de cette tribu. Leur maison m'apparaissait <u>immense</u>, et étant enfant, je m'y aventurais et j'utilisais mon nez pour enquêter. Au cours d'une visite j'ai pris toutes les mini-savonnettes décoratives dans les 2 salles de bains et je les ai cachées dans mon petit sac. J'étais fascinée par leurs parfums et leurs arômes fleuris.

J'étais très respectueuse des rituels commémoratifs, presque comme une vestale en charge du feu sacré et gardienne des remèdes naturels au cours de l'Empire romain. Quand j'avais cinq ans, j'avais trouvé un oiseau mort sur notre pelouse, j'avais couvert le pauvre avec un mouchoir blanc, puis j'avais rassemblé tous les enfants du quartier pour m'assurer qu'il ait des funérailles convenables avec des chansons pour l'envoyer vers l'au-delà. Cet instinct était plus fort que moi, cette fascination pour la manière correcte et respectueuse de faire les choses, et j'étais profondément touchée par la mort.

À cinq ans j'ai été autorisée à boire mon premier verre de vin rouge (mélangé avec de l'eau) et je me suis sentie tellement chanceuse de participer à la cérémonie du partage du pain et du vin avec ceux qui m'aimaient. Merci à mes parents très "cool" des années soixante-dix !

Quand j'avais sept ans, nous vivions à Sept-Îles et mon père était le directeur du Centre d'emploi du Canada. Il avait été embauché pour aider les Amérindiens à se trouver du travail et garder leur dignité à l'aide de programmes gouvernementaux. Nous vivions dans une grande maison blanche près de la réserve indienne et je savais que les enfants qui y vivaient étaient pauvres. Dans mon cœur, je pensais que je les aidais en cachant 5 d'entre eux dans mon placard, ils étaient âgés entre quatre et sept ans. J'avais avec moi un gros sac de sucettes en forme de nounours pour les faire taire, et pour qu'ils soient heureux avec moi, je pensais qu'ils pourraient vivre là-dedans sans problème. Quand ils ont été découverts à l'heure du souper, mes parents étaient horrifiés. Nous aurions pu être poursuivis pour enlèvement ! Je voulais juste leur faire oublier leurs propres vies pour quelques heures .C'est excusable j'avais 7 ans.

J'ai aussi appris que nous n'allions pas vivre éternellement sur la planète Terre. Ma personne préférée dans la famille était ma grand-maman Yvette. Lors d'une visite chez-nous, je lui ai demandé tout simplement pendant le dîner, "Allez-vous rester dans cette forme humaine pour toujours grand-maman ?" Gros silence. Puis elle m'a dit qu'elle allait mourir un jour. Wow, je ne pouvais conceptualiser cette idée dans ma petite tête. J'étais en état de choc et j'ai commencé à pleurer. Mon père a dû m'emmener dans ma chambre et me tenir dans ses bras jusqu'à ce que j'arrête de sangloter. Il essayait de me calmer, mais je ne voulais pas accepter l'idée de ne plus être là.

Je pensais que nous, les humains, étions tous des immortels. Dans mon cœur, je savais que nous étions tous des âmes et que nous allions toujours vivre mais là, mes parents me disaient que, non, que je mourrai aussi. Cela m'a mis très en colère.

Nous avons finalement déménagé près de mes grands-parents Yvette et Pitou à Berthierville. Je me sentais tellement chanceuse d'être réunie avec Yvette. À huit ans, elle me conduisait à l'église catholique. J'étais si petite mais je me souviens de la Vierge Marie en plastique collée sur le tableau de bord de sa grosse Buick couleur or. J'ai apprécié cet incroyable temps de qualité passé avec elle. Le silence que nous partagions dans l'église pendant le rituel de l'encens était le paradis pour moi. Quelle belle façon d' " être high " légalement en tant qu'enfant. Ce fut de merveilleux moments de ma vie. J'aimais cette odeur parce qu'il symbolisait l'amour, la paix et la protection. Pour moi grand-maman avait une odeur sucrée mélangée avec de la lavande et de l'encens.

Enfant, je demandais toujours à la famille et aux invités si je pouvais leur masser le dos ou les mains et j'avais l'habitude de marcher sur le dos de mon père pour détendre sa colonne vertébrale. À dix ans, je lisais beaucoup de livres et j'avais déjà appris la signification de base des lignes de la main, la chiromancie. Avant de prendre l'autobus pour l'école le matin, je lisais les mains de mes amis pour tuer le temps. Pas le type habituel d'activité pour un enfant de mon âge...

L'école primaire a été si difficile pour moi. Les enfants étaient si méchants. J'aimais apprendre. J'étais maigre et grande. Je savais que j'étais une "nerd", mais j'étais une "nerd" artistique.

J'étais en amour avec un petit garçon prénommé André

Desjardins. Je me souviens que j'aidais à classer des bouteilles de boissons gazeuses en verre dans notre épicerie / station d'essence familiale, je portais une caisse de bouteilles vides quand mes genoux se sont engourdis et j'ai senti André. Je savais qu'il venait de dire "Adieu mon amie." Il venait de partir.

Quelques minutes plus tard, un client est entré dans notre magasin et a dit à ma famille que ce petit garçon, André Desjardins, venait d'être tué sur son vélo par une voiture. Bien sûr, je n'ai rien dit à propos de son au revoir, mais je le savais. À l'école le lendemain, j'ai apporté une rose rouge et je l'ai déposée sur son bureau.

Je n'oublierai jamais le service funèbre. L'odeur de son petit corps embaumé et son petit visage enflé couvert de maquillage sont à jamais imprimés dans ma mémoire. La semaine d'avant, toute l'école était allée à l'église pour un autre enterrement. Le frère aîné d'un de mes camarades de classe était mort et André m'avait dit : "Je suis si jeune, il n'y a aucun moyen que je puisse mourir maintenant!" Il riait. Je suppose que j'étais la personne chanceuse qui a pu sentir sa présence. Que Dieu bénisse André.

Pour mon 16ème anniversaire, grand-maman Yvette m'a donné ma première valise et m'a dit : "Voyage, sois libre et profite de la vie, ne reste pas ici. Vis ta liberté. " C'est ce que j'ai fait! J'ai quitté la maison à 16 ans. Je n'étais plus tenue en laisse! Ma mère a payé pour mon modeste appartement afin que je puisse étudier la littérature française au collège. Je voulais vraiment être une actrice. Je gagnais en expérience de la vie afin de pouvoir être acceptée dans une grande école de théâtre.

À 18 ans, j'ai pris mon premier cours d'initiation au massage thérapeutique à l'Université de Montréal et je suis devenue accro! Quelques années plus tard, j'ai terminé mon baccalauréat en art dramatique à l'Université du Québec à Montréal. J'avais 26 ans lorsque grand-maman Yvette a été emportée par le cancer le 7 Juin 1992. Elle est venue à moi pendant mon sommeil et a fait une manœuvre géniale sur mon corps avec sa grande âme, et me donna un dernier gros câlin chaleureux d'amour pur. Le téléphone a sonné. C'était mon beau-père, Nounours, qui a seulement dit "C'est fait."

C'est sa dernière visite qui m'a donné le coup de pouce pour écrire son éloge que j'ai lu dans "notre" église de Berthierville, et encore une fois l'odeur d'encens m'a réconfortée alors que je suivais à l'extérieur de l'église son grand cercueil d'acier bleu. Les cloches ont sonné si fort pour moi ... Ding dong le temps est compté, ding dong temps de partir, ding dong c'est le temps pour ta mission ...

Mon sang, la femme sage qui m'avait donné la force et qui m'était si chère, était disparue. J'étais engourdie, assommée, accablée de chagrin. Je l'ai cherchée partout. J'ai lu beaucoup de livres sur la vie après la mort, pour trouver où elle est allée. Même Edgar Cayce ne pouvait pas me calmer. Je vivais sur le Plateau Mont-Royal, à Montréal, où là j'ai trouvé un petit magasin métaphysique. J'ai acheté des pierres de jade pour me recentrer, des huiles essentielles et de l'encens. Dans ma chambre verte et sombre aux murs de briques décorés de bougies, je me suis fait plaisir avec ces huiles de pin, de cèdre, de cyprès, d'épinette et d'encens, les baumes aromatiques de mon enfance.

J'en suis venue à comprendre le pouvoir d'avoir un sanctuaire spirituel réconfortant pour guérir mon âme. J'ai pu me connecter avec ma douleur et enfin commencer à la laisser aller. Je m'embarquais sur ma quête spirituelle et les huiles essentielles sont devenues mes petites infirmières, mes thérapeutes personnels et mes gourous médicinaux pour beaucoup de maux et malaises. J'étais enfin au bercail. Je suis devenue un Soldat de l'Amour.

À cette époque, je travaillais sur des émissions de télévision. J'avais fait du théâtre, voyagé dans de nombreux pays, vécu de nombreuses relations, et affronté beaucoup trop de tempêtes de neige pour les compter. J'étais prête à déployer mes ailes. En avril 1995, j'ai quitté le Québec dans une Chevy Van 68 afin de traverser le Canada pour commencer une nouvelle vie à Banff et trouver mon "moi" authentique. Mon nom était Marie-Nathalie Dufort, "Sirène Gitane des Rocheuses." (Cette histoire est disponible dans *"Change One Belief"*, une anthologie de Bob Burnham, par les Éditions Expert Author Publishing.)

Bien que ce soit un compte-rendu mystique, axé sur l'âme de mon enfance et de la croissance de mon esprit, il y a un revers à mon enfance, le côté physique et il était directement lié à ma vie affective. Cette expérience d'introspection dans ma petite chambre du Plateau Mont-Royal a été si puissante que j'ai trouvé les clés pour guérir mon cœur, qui a guéri mon corps et scellé mon destin comme une guérisseuse de nombreuses personnes. En effet, je ne suis que la messagère.

Je veux que vous sachiez cher lecteur, que j'ai été dans vos souliers. Au fil des années, j'ai été en surpoids, avec un cholestérol élevé et des infections répétées des amygdales. Après l'ablation de celles-ci mon système immunitaire a été affaibli, la bronchite et le rhume des foins font à l'occasion partie de ma vie.

Je suis née avec une scoliose et j'ai eu beaucoup de douleurs et courbatures dans le dos depuis mon enfance. Je souffrais également de constipation, il suffit de demander à toute ma famille ! J'ai essentiellement vécu dans la salle de bain. Ma pauvre sœur, Claude devait avertir le chauffeur d'autobus scolaire presque tous les matins parce que j'étais coincée dans les toilettes. J'ai aussi été accro au sucre et une consommatrice passionnée de malbouffe ; l'épicerie familiale ayant alimenté cette mauvaise habitude. J'ai eu des problèmes de circulation sanguine et j'étais insomniaque. J'étais une étude de cas super sensible et en plus j'ai fumé pendant 6 ans.

Bien, bien, bien. Merci à Dieu pour l'aromathérapie dans ma vie. L'utilisation et la découverte progressive des huiles, ainsi que mes études au fil des ans, m'ont rendue tellement plus saine et plus forte. Maintenant, je suis rarement malade ou indisposée.

Mo rôle est maintenant de vous aider à vous connecter aux huiles essentielles, et je crois que si vous le faites votre corps et votre esprit vont subir une énorme expérience transformationnelle. Vous allez enfin sortir de la situation (émotionnelle, mentale, spirituelle, physique) dans laquelle vous avez été pendant trop longtemps. Je parle ici d'une vague libératrice profonde qui déferle de mieux-être et d'un coup énorme d'amour-propre dans vos fréquences électriques humaines.

Personnellement, je suis accro aux huiles essentielles et fière de l'être. Je suis ivre sur les huiles. Je suis ivre de la vie. Je suis ivre d'amour.

À la suite de mon premier cours de thérapie par le massage à l'Université de Montréal, je suis devenue une chroniqueuse à la télé, animatrice à la radio, comédienne formée (baccalauréat en art dramatique de l'Université du Québec à Montréal), et membre de l'Union des Artistes du Québec. Je suis également une professionnelle de l'Industrie Cinématographique, membre de l'Union des Artistes Interprètes de Colombie-Britannique et membre de l'Alliance Canadienne des Artistes du Cinéma, de la Télévision et de la Radio.

Ayant moi-même fait ma place devant les caméras durant la vingtaine, j'ai ressenti un grand vide intérieur alors qu'au départ c'était si intéressant, là je m'ennuyais. J'avais perdu ma passion même si j'étais connue et qu'on me payait pour être à la télé, quelque chose manquait. Après la mort de ma grand-maman, la côte Ouest du Canada m'attirait, il me semblait qu'a cet endroit mes dons pourraient s'épanouir. Je travaillais donc dans un petit bar bohème appelé Le GYPSY quand un jour, une voyante parisienne m'a dit que je ferais un changement dans ma vie vers les études holistiques et les massages aux huiles essentielles. J'ai résisté à l'idée longtemps, ne croyant pas assez en moi-même. Puis, après avoir fait le déplacement à Banff pendant un an, je me suis rendue à Vancouver pour une visite. Une amie vivant au Japon, qui savait que j'étais entre deux emplois m'a dit : "Marina, c'est le moment idéal pour toi de faire un changement." Elle m'a envoyé un billet aller-simple pour Osaka et m'a dit que je pouvais lui rembourser lorsque j'aurais de l'argent. Je suis donc partie pour le Japon et j'y ai passé deux ans à étudier le massage, et je n'ai jamais cessé d'apprendre depuis.

En deux semaines, j'avais trouvé un poste d'enseignante en anglais avec des cartes aide-mémoire pour des enfants japonais ¨d'âge préscolaire`` J'avais un appartement avec trois colocataires canadiens. Un jour que j'avais mal à la tête un ami qui allait à l'école de Shiatsu me pressa la main et en trois minutes me débarrassa d'une migraine que je traînais depuis deux jours. J'ai été très étonnée et j'ai décidé d'étudier l'acupression au Japon. Plus tard afin de parfaire mes connaissances j'ai continué dans des études connexes :

- Massothérapeute, Kiné-Concept, Montréal
- Études du Shiatsu à l'Académie Cohrin de Shiatsu à Osaka, Japon
- Professionnelle certifiée de la santé par l'aromathérapie (CAHP)
- Aromathérapeute Enregistrée (R.A.)
- Thérapeute par les Huiles Essentielles (E.O.T.)
- Membre du National CFA (Fédération Canadienne des Aromathérapeutes)
- Membre du BCAOA (Association des Aromathérapeutes de Colombie-Britannique)
- Membre du BCAPA (Alliance des Aromathérapeutes pratiquants de Colombie-Britannique))
- Thérapeute Derma Ray formée par la Dre Sabina M. de Vita, l'auteure de " Electromagnetic pollution "et fondatrice de l'Institut d'études de l'énergie et de bien-être en Ontario.
- Praticienne en drainage lymphatique
- Réflexologue certifiée par Touch Point Institut Canadien de Réflexologie de Colombie-Britannique
- Thérapeute en massage aux pierres de jade
- Praticienne certifiée en massage sur chaise
- Praticienne en détoxication par chandelle auriculaire

J'ai massé des acteurs et des équipes de tournage dans l'Industrie du film, ainsi que des clients de l'Industrie musicale, depuis 1997. J'aime travailler avec des gens qui sont prêts à effectuer des changements dans leur vie. J'ai introduit l'aromathérapie et les massages à 10 000 personnes à ce jour.

Je peux vous aider à surmonter l'inconfort physique et le stress émotionnel afin d'atteindre une santé éclatante et un mieux-être avec la simple utilisation d'huiles essentielles dans votre vie quotidienne. Mon désir est de partager les propriétés curatives de l'aromathérapie afin que chacun puisse en bénéficier. Je vous donne mes recettes et mélanges librement, en espérant vous rendre plus heureux et plus équilibré.

Vous constaterez peut-être que, comme un peintre ou tout autre genre d'artiste, vous commencerez à créer vos propres mélanges. Vous découvrirez que ce n'est pas si compliqué, que c'est juste une question de faire confiance à votre nez et de trouver vos préparations préférées. Mon but est de vous aider à ouvrir la porte de votre créativité avec l'utilisation d'huiles essentielles, mais pas de vous rendre dépendant de moi. Ma passion pour le mieux-être holistique au cours des 25 dernières années m'a donné la facilité de pouvoir vous aider à vous rendre plus proactif dans votre propre guérison. Mon but ultime est de vous faire sentir mieux en atteignant le bonheur total et l'harmonie avec votre corps, votre temple. Ensuite la magie opère. Lorsque le temple est en paix, la tête, l'esprit et les émotions sont aussi unis dans l'amour et la lumière, créant ainsi des vibrations plus denses prêtes à élever votre potentiel pur. Vous êtes béni, et mon travail consiste à vous traiter comme la perle que vous êtes déjà dans le coquillage de mes mains bienveillantes ...

Marina Dufort, sirène de l'aromathérapie
holistique, Novembre 2011

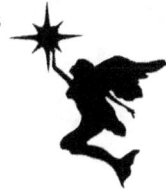

"Acceptez le fait que certains jours vous êtes le pigeon et certains jours, la statue !"

-Inconnu

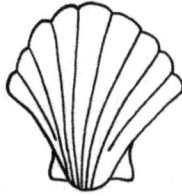

Coquillage #1

Les huiles essentielles
en action contre le stress

Le stress est comme un petit hamster sur les stéroïdes qui gratte les murs de votre cortex en essayant de sortir. La célèbre Clinique Mayo indique que le stress est ce que vous ressentez lorsque le niveau de vos facteurs de stress dépasse votre capacité à leur faire face. Pour réduire votre niveau de stress, vous avez deux options : l'option *numéro un* consiste à identifier les sources de votre stress que vous pouvez ensuite éliminer. Les facteurs de stress internes comprennent les craintes et les attentes irréalistes. Les stratégies externes pour faire face au stress incluent les techniques de relaxation, l'aromathérapie, l'exercice, la musique, la créativité et l'humour. L'option *numéro deux* est de vous simplifier la vie en disant " non ".

Souvent, la principale motivation pour aller dans un spa ou pour rencontrer un praticien holistique consiste à soulager le stress. Saviez-vous que 50 % des clients viennent à une séance de relaxation pour faire face à un niveau élevé de stress et 38 % des adeptes du spa sont à la recherche de soulagement pour des douleurs articulaires ou musculaires ? Le paradigme de l'industrie du spa est en changement : l'industrie remplace " se faire dorloter " par le " mieux-être ". La gestion du stress est devenue sa nouvelle philosophie.

Le stress est un tueur silencieux. Nous avons besoin de stress pour nous lever le matin et faire face à la vie. Il s'agit d'un stress positif. Mais quand le stress s'accumule en raison d'un sentiment de danger, quand vous pensez que vous êtes en péril émotionnel ou physique, votre esprit est préoccupé de savoir si vous êtes capable de faire face à la situation d'urgence ou non et votre corps pompe de l'adrénaline dans votre organisme. Il s'agit de la réaction de lutte ou de fuite. Si l'adrénaline n'est pas utilisée sur le plan physique, elle reste dans votre corps, créant des tensions et de la détresse émotionnelle. Lorsque nous accumulons trop de stress sans soulagement, nous devenons tendus, drainés, ankylosés, irritables et fatigués. Ça vous dit quelque chose ? Nous sommes constamment bombardés par des demandes et attentes. Nous avons tous nos déclencheurs ou nos sensibilités. Je parle ici de stress circonstanciel.

Les causes courantes de stress circonstanciel incluent la perte de quelqu'un ou de quelque chose d'important, les problèmes reliés à la famille et les relations, les attitudes négatives, les problèmes de santé et les insécurités financières, le sentiment d'impuissance et l'incertitude quant à l'avenir, l'interaction avec les personnes négatives, la crainte de l'échec, les problèmes au travail, une faible estime de soi et le fait de se sentir responsable de tout et de tout le monde.

Quand il s'accumule hors de tout contrôle, le stress circonstanciel peut causer des allergies, l'asthme, la colère, les maladies cardiovasculaires, les problèmes digestifs, l'hypertension artérielle, les maladies cardiaques, l'inefficacité, l'incapacité à penser clairement, l'augmentation du nombre d'erreurs, l'insomnie, les migraines, les maux de tête, la dépression légère, le vieillissement prématuré, la tension, l'anxiété, les ulcères, des problèmes de peau, l'obésité et plus encore.

Si vous vous sentez comme un chihuahua énervé, il y a une bonne chance que votre esprit et votre corps soient attaqués par le stress présent dans votre vie quotidienne. C'est comme si votre système d'alarme naturel était constamment activé. Chaque fois que vous voyez une menace, votre hypothalamus déclenche le système d'alarme dans votre corps, à travers les nerfs et le système hormonal, causant la libération d'hormones par vos glandes surrénales, incluant l'adrénaline et le cortisol. Le cortisol augmente la glycémie, supprime le système immunitaire et ralentit la régénération des os.

Le corps humain est si merveilleux. Il possède une étonnante capacité d'adaptation. Cependant, plus il nous est facile de nous adapter aux pressions de notre environnement, plus la tentation de nous pousser au-delà de nos limites est grande. Le stress est très insidieux, il déforme notre façon de penser. Après un certain temps, nous en venons à penser qu'il est normal d'être stressé. Nous nous adaptons. Nous en rajoutons jour après jour jusqu'au moment où notre corps nous crie " assez ! " alors là nous nous retrouvons avec un problème de santé non désiré. Saviez-vous que 80 % des consultations médicales sont causées par le stress ? La source de ce problème est notre grande incapacité à prendre soin de nous-même.

C'est pourquoi j'aime l'aromathérapie, la thérapie par les huiles essentielles, qui ne provoque que peu ou pas d'effets secondaires. C'est l'art et la science de l'utilisation des huiles essentielles pour améliorer et maintenir votre santé et votre beauté. Avec l'aromathérapie dans votre vie, vous pouvez passer d'un niveau de stress maximal (qui dépasse l'entendement, à en pleurer de douleur) à un niveau inférieur, le niveau de la paix, un niveau respirable et agréable à vivre. L'aromathérapie est un excellent outil contre le stress. Lorsque vous inhalez des huiles essentielles, vous vous affirmez en tant que responsable de votre propre guérison. Au fil du temps, votre corps merveilleusement adaptable apprend une autre réponse au stress et vous en remercie.

Puisque les huiles essentielles contiennent des éléments très concentrés de plantes, elles sont capables de traiter un certain nombre de maux. Lorsque vous respirez les huiles, elles stimulent diverses réactions psychologiques et physiques. Quand elles sont massées sur la peau, de minuscules particules d'huile entrent dans le corps et sont utilisées. Les signaux sont transmis directement au système limbique du cerveau, provoquant une réaction immédiate, émotionnelle ou instinctive. Les amygdales sont fantastiques pour ça. Les amygdales, en forme d'amande, sont situées dans les lobes temporaux médians (appelées le système limbique) et sont responsables du traitement de toutes vos mémoires cellulaires, bonnes et mauvaises, et vos réactions émotionnelles. Elles servent aussi de centre pour la raison et l'odorat. Le système olfactif est tellement puissant.

L'utilisation d'arômes dans la guérison a été fortement sous-estimée. Les huiles essentielles sont de petits anges prêts à vous protéger dès que vous leur demandez leur aide et leur soutien. Je crois en la puissance des huiles essentielles, car elles sont aussi magiques pour moi que mes émissions de télévision américaines préférées que je regardais étant enfant : Jinny, Ma sorcière bien-aimée et La sœur volante.

Le stress résulte d'une fixation sur le passé et l'avenir, vous disant " Je devrais avoir fait ceci ou cela ", ou : " Quand je serai riche, je ne vivrai plus de stress. Quand je serai parfait je ne vivrai plus de stress. Quand je serai libre, je ne vivrai plus de stress. Ça suffit je le suis <u>maintenant</u> !"

Les modèles émotionnels négatifs peuvent découler de votre tendance à l'orientation vers l'avenir. Au lieu de ``Quand je serai`` les huiles vous mènent à ``je suis maintenant``. Au lieu de dire : ``Quand je serai riche, je ne vivrai plus de stress, essayez de dire, ``Je suis maintenant riche. Je suis maintenant parfait, je vis maintenant sans stress. ``

Avec l'aide de mon ami britannique Sam Harris Ba (Hons), directeur de division du Groupe Investors, j'ai pu travailler sur la reprogrammation de mon stress financier. Mon état d'esprit est maintenant le bon. J'ai également aidé Sam à inclure des séances régulières holistiques dans son mode de vie.

"Le domaine de l'investissement peut être très stressant pour le corps et l'esprit. Beaucoup ont soulagé mon stress dans le passé, mais personne n'approche la dextérité et la compétence de Marina Dufort.

Après avoir quitté sa clinique la première fois, j'étais tellement détendu que je ne pouvais pas conduire ! Ce qui rend Marina unique est sa profonde compréhension à la fois de l'esprit, du corps, de la matérialité et de la spiritualité. Après une heure sur sa table je sens que je peux conquérir le monde. Amenez-en ....

Marina Dufort est l'aromathérapeute la plus accomplie sur la côte Ouest de l'Amérique du Nord. Sa dextérité permet d'abaisser le niveau de stress de tout patient "

Il y a quelques aromathérapeutes de classe mondiale - Marina Dufort est l'une d'entre eux. "

J'ai essayé l'aromathérapie dans de nombreux endroits, y compris l'Europe, la Russie et l'Amérique du Nord, Marina Dufort est l'étoile qui brille et elle vaut la peine de traverser n'importe quel continent. "

Sam Harris.

Je tiens à vous faire comprendre la puissance de la synergie. Le terme 'synergie' vient du mot grec syn-ergos, qui signifie travailler ensemble. Lorsque vous utilisez une huile essentielle seule, elle est utile, mais si vous mélangez deux ou trois ou plus ensemble, vous obtenez un effet beaucoup plus puissant. Comme Valerie Ann Worwood dit dans " The Complete Book of Essential Oils & Aromatherapy ", " Lorsque la combinaison est plus que la somme des parties, il y a un effet synergique. En mélangeant deux ou plusieurs huiles essentielles, vous créez un composé chimique qui est différent des composantes d'origine. Ces mélanges " synergétiques " sont très particuliers et puissants... ils s'améliorent l'un l'autre... "

Maintenant, je vais vous emmener dans un voyage à travers l'esprit, le cœur et le nez, le laboratoire de l'aromathérapeute. Nous allons créer un mélange brise-stress. Ce coup d'œil derrière mon rideau va démontrer pourquoi j'ai choisi ces huiles pour l'un des postes les plus importants dans la société d'aujourd'hui, pour apaiser votre stress afin que vous puissiez retrouver le mieux-être.

Pour ce faire, ce mélange doit rigoureusement répondre aux critères suivants pour vous et moi. Il doit être agréable, heureux et exaltant, mais aussi vous ramener sur terre, dans le moment présent. Il doit se connecter avec votre cœur afin de ne pas diriger l'histoire de votre vie vers des résultats négatifs, mais plutôt créer la vie que vous désirez dans un espace calme et centré.

❀ **Pump the Peace**

Le produit dont je veux vous parler est appelé **'Pump the Peace'**. Il aide à vous libérer des tensions et de l'anxiété lorsque votre niveau de stress est hors de contrôle.

ENCENS (Gomme arabique Frankincense)

L'huile de communication avec votre chakra coronal dans mon mélange ❀ **Pump the Peace** est l'Encens. J'utilise l'encens, car il est le 'Windex' de votre " porte patio " spirituelle. Le 'Monsieur Net' de votre troisième œil. Je dis cela pour que vous puissiez visualiser le puissant effet nettoyant spirituel de cette huile lorsque vous l'utilisez. Pardonnez-moi d'utiliser des marques commerciales chimiques à titre d'exemple, mais je suis convaincue que les solutions holistiques peuvent apporter autant de bienfaits que le monde de la chimie.

Une de mes activités préférées quand j'étais enfant était d'aller à la messe catholique avec grand-maman Yvette. J'adorais quand le prêtre brûlait de l'encens c'était ma partie préférée de la cérémonie. Lorsque j'avais cinq ans, on m'avait dit que l'encens, l'or et la myrrhe étaient les cadeaux apportés par les Rois Mages à l'Enfant Jésus quand il est né. Cela m'avait fait pleurer de joie. Je me sentais tellement en paix quand je sentais cet encens.

Avant de devenir aromathérapeute, mon ami Félix, revenant d'Égypte, m'avait donné un morceau de résine d'encens pur. Je l'avais brûlé avec un grand respect sur un petit charbon de bois chaud et j'avais eu de grands bienfaits face à mes moments d'anxiété. L'encens est utilisé depuis l'Antiquité, en Inde, en Chine, au Moyen-Orient et dans le monde occidental, en particulier par l'Église catholique. Dans l'Égypte ancienne, il a été utilisé dans les masques faciaux (la ligne égyptienne sous les yeux, noire et épaisse, était faite avec l'encens), les cosmétiques et les parfums, et aussi dans le cadre d'un processus de purification et de séduction. Les Pharaons utilisaient les essences pour contrôler et détendre le peuple afin qu'il ne devienne pas agressif. L'utilisation d'arômes au cours des rituels religieux était très importante pour plaire aux dieux. Certains esclaves égyptiens ont été utilisés comme porte-encens géants avec des cônes d'encens brûlant sur leurs têtes.

Usages de l'encens : Il est excellent pour soulager l'encombrement mental, la frustration, l'anxiété nerveuse, la tension nerveuse et les conditions reliées au stress. Il est très sédatif et utile si vous avez une dépendance quelconque, car il vous calmera. Il est très apprécié pour la guérison et peut stimuler le système immunitaire. L'encens contient des sesquiterpènes qui aident à stimuler la glande pinéale, qui sécrète la mélatonine, une hormone qui favorise le sommeil profond. Il aide également à surmonter le désespoir.

David Hoffman, qui a écrit un livre intitulé ✦ *The New Holistic Herbal*, a déclaré que l'encens a parmi ses propriétés physiques la capacité de ralentir et d'approfondir la respiration, ce qui est très propice à la prière et à la méditation. L'encens m'a aidée à faire le deuil de ma grand-maman Yvette quand elle a perdu son combat contre le cancer. J'ai été en mesure de libérer de vieux traumatismes émotionnels et de passer à autre chose avec plus de tranquillité. Pendant des milliers d'années, de nombreuses pratiques spirituelles comprenaient l'utilisation sacrée de cette incroyable huile essentielle de guérison. Je pense que l'encens est le frère symbolique de l'Archange Michael dans le domaine de la " thérapie par les Anges " enseignée par la douce Doreen Virtue. Je partage ses cartes de messages des anges depuis les 12 dernières années. L'huile d'encens est comme le guerrier pacifique des huiles essentielles qui vous aide à renforcer votre temple physique avec courage, concentration et sécurité. Combinez-le avec une intention sacrée pure au symbole de l'infini (∞ le nombre puissant, comme un huit sur le côté) pour propulser votre fréquence à un niveau plus élevé de guérison.

ORANGE DOUCE

Il existe une famille d'huiles essentielles très efficace contre le stress appelée Rutacées (nom de famille botanique). Cette famille d'huiles essentielles d'agrumes comprend : la bergamote, le pamplemousse, le citron, la lime, la mandarine, le néroli (fleur d'oranger), orange (amère), orange (douce), le petitgrain. Ces huiles sont vos antidépresseurs, antioxydants et anti-anxiété naturels.

Pendant de nombreuses années, j'ai vaporisé des huiles essentielles d'orange douce ou de néroli mélangées avec de l'eau, sur moi-même, dans mon studio, dans ma voiture, sur mes amis, dans ma chambre et sur mes collègues parce qu'elles fonctionnent rapidement. C'est le meilleur moyen de me rendre de bonne humeur. Je suis très friande des huiles essentielles d'agrumes. Ce sont les sœurs jumelles de votre petite fille intérieure ou les frères jumeaux de votre petit garçon intérieur. Elles peuvent changer votre humeur instantanément, de déprimé à zen en deux secondes. Ce sont les huiles souriantes.

Les études de marché révèlent que presque tous les gens qui entrent dans une entreprise, un magasin avec lequel ils ne sont pas familiers tournent vers la droite. Ils le font parce qu'ils ne savent pas où ils vont. Saviez-vous que 99 % des gens tournent à droite ? C'est super de savoir ça quand vous mettez en place des étalages de votre produit. Mais l'une des grandes percées dans la recherche en marketing montre aussi que l'odorat attire les clients quand des huiles essentielles d'orange sont diffusées. Les gens s'arrêtent, se détendent et deviennent plus ouverts. Les clients seront plus enclins à se gâter et à acheter davantage en respirant les huiles d'orange et autres agrumes.

L'orange douce est un fruit très nutritif contenant des vitamines A, B et C. Si vous voulez réduire votre niveau de stress, utilisez différentes variétés d'agrumes. Les Chinois adorent utiliser les agrumes pour cette raison. Ils vous aident à vous calmer quand votre vie est trop trépidante. L'aromathérapie utilise l'orange et les agrumes comme sédatifs, pour réduire la tension nerveuse, pour combattre les conditions reliées au stress, l'hyperactivité, l'épuisement émotionnel et mental. Les agrumes apaisent le système nerveux autonome. J'aime utiliser l'une ou l'autre des huiles essentielles d'agrumes pour réduire les niveaux de stress. Lorsque je les utilise je visualise des enfants en train de rire. J'aime demander l'aide de l'Archange Chamuel, l'ange spécial qui attire la paix personnelle et globale dans votre vie. Il contribue également à élever vos vibrations d'amour.

YLANG YLANG

Ylang-Ylang. J'adore tout simplement prononcer le nom de cette huile essentielle, ça sonne tellement sexy à mes oreilles. Ses fleurs et son essence ont été utilisées pour couvrir les lits de couples de jeunes mariés pour leur nuit de noces, pour des traitements de la peau et pour obtenir des cheveux épais, brillants et sans pointes fourchues. Il est également idéal pour la régulation du rythme cardiaque et la respiration.

Le Ylang Ylang contribue à équilibrer l'énergie masculine et féminine. Encore une fois, j'aime travailler avec l'aide de l'Archange Chamuel pour contribuer à élever la vibration d'amour pour vous-même et envers les autres lors de l'utilisation d'Ylang Ylang. Vos aptitudes en relations humaines vont croître plus naturellement avec l'utilisation de cette huile, et vous vous connecterez plus facilement de cœur à cœur.

Usages en aromathérapie : le Ylang Ylang combat les sautes d'humeur, la colère, la dépression, l'anxiété, l'état de choc, la panique, la peur et les conditions reliées au stress. Il abaisse la pression artérielle, calme les personnes autistes et il est bon pour les situations où l'adrénaline est beaucoup trop élevée. Le Ylang Ylang est un merveilleux aphrodisiaque, qui réveille l'énergie sexuelle et qui permet d'améliorer vos relations. C'est également une huile essentielle apaisante et relaxante, qui aide à calmer la colère, la rage et qui améliore l'estime de soi.

La traduction la plus répandue de Ylang Ylang est "fleur des fleurs." Le parfum est riche et profond, avec des notes de jasmin et de néroli. Il est largement utilisé pour la création de parfums de types orientaux et floraux tels que Chanel N ° 5.

MÉLANGE ❀ *Pump The Peace*

Mélangez les trois huiles essentielles en débutant par trois gouttes d'encens. Ensuite, ajoutez votre huile d'agrume, l'orange douce, qui ravive votre enfant intérieur. Ceci est votre huile de rire. Mettez-en six gouttes. Ensuite, ajoutez l'huile essentielle d'Ylang Ylang, qui permet de faire circuler votre sang. Utilisez deux gouttes. Mélangez ces huiles essentielles dans une bouteille en verre vide de 10 ml et sentez l'odeur de la synergie. Maintenant, vous êtes prêt à verser l'huile de transport ultime pour la paix et la sécurité, l'huile de jojoba, votre agent de conservation naturel, dans votre flacon de 10 ml en verre. Voilà !

Prononcez ho-ho-ba, le jojoba est un extrait végétal de la graine de la plante *Simmondsia Chinensis*. Techniquement, ce n'est pas une huile, mais un ester de cire. Cet ester de cire est très semblable à l'huile de la peau humaine (sébum). Il est extrait de la fève de la plante et est un conservateur naturel. Il ne perd pas ses qualités thérapeutiques, même s'il se solidifie au froid. Sous forme liquide, il a une couleur or riche. Il existe une théorie selon laquelle l'application de jojoba sur la peau peut tromper celle-ci en lui faisant croire qu'elle produit assez d'huile, ce qui équilibre la production de sébum. Le jojoba est non comédogène, ce qui signifie qu'il n'obstrue pas les pores. Les propriétés thérapeutiques du jojoba sont incroyables. C'est un conservateur naturel et un émulsifiant, il possède également des qualités de protecteur solaire et d'anti-inflammatoire. Parce que l'huile de jojoba comporte un acide gras saturé commun (acide myristique), il est très doux et sécuritaire en tant que démaquillant naturel pour le visage et les yeux. Il est cher, mais c'est un incontournable dans votre ensemble d'huiles de transport personnel à la maison. Le jojoba est très stable et ne rancit pas. Il n'y a pas de contre-indication associée à l'utilisation de cette huile.

❀ *Pump the Peace* est né de vos mains, ce mélange qui vous aidera à vous détendre et vous passerez du niveau dix de stress à sept, six, cinq, quatre ou trois à chaque application différente.

❀ *Pump The Peace*

Application : Inhaler ou utiliser comme parfum. Mélanger 15 gouttes du mélange avec de l'eau dans un pulvérisateur pour vaporiser dans l'air et inspirer en cas de besoin.

Encens. (Gomme arabique Frankicense) Note de base : connexion à la terre. Nom botanique : *Boswellia carteri* de la famille des Burseraceae.

Données de sécurité : non-toxique, non irritant.

Orange douce. Note de tête, très inspirante. Nom botanique : *Citrus sinensis* de la famille des *Rutacées*.

Données de sécurité : En général non toxique. Peut causer une irritation de la peau chez les personnes ayant la peau sensible et une photosensibilité. Éviter l'exposition directe au soleil si vous avez eu un massage avec cette huile.

Ylang-Ylang. Note de base, très terre à terre. Nom botanique : *Cananga odorata* de la famille des *Annonaceae*.

Données de sécurité : non-toxique, non irritant. À utiliser avec modération, car son parfum enivrant peut provoquer des maux de tête ou des nausées si vous en inhalez trop. Soyez prudent. Évitez l'excès

Autres huiles que vous pouvez utiliser pour combattre le stress

J'ai toujours été sensible à la beauté, aux arômes, à la musique et à la littérature. Un de mes livres préférés, que j'ai lu dans ma vingtaine, était Le Parfum de Patrick Süskind : histoire d'un meurtrier, l'antihéros Jean-Baptiste Grenouille, effectue une recherche obsessionnelle des arômes dans sa quête pour recréer l'odeur parfaite de la femme ultime. Dieu merci, je ne tue personne pour provoquer des émotions grâce à l'aromathérapie, comme Jean-Baptiste Grenouille faisait dans le roman, mais je crois fermement que ce que vous sentez a une forte influence sur ce que vous ressentez.

Toutes les huiles essentielles d'agrumes sont étonnantes pour vous aider à décompresser en douceur si vous avez un épisode de " chihuahua énervé ". En plus des trois huiles dans **" Pump the Peace "**, j'aime aussi l'inhalation de l'une ou l'autre de ces huiles directement à partir de la bouteille : Basilic, Laurier, Benjoin, Camphre, Camomille, Sauge sclarée (si l'odeur de foin ne vous dérange pas!) , Cèdre, Coriandre, Eucalyptus, Sapin, Géranium, Jasmin, Genévrier, Lavande, Marjolaine, Mélisse, Palmarosa, Patchouli, Menthe poivrée, Petitgrain, Ravensara, Pin, Rose, Sauge, Bois de Santal, Arbre à thé et Thym.

Les huiles essentielles peuvent être utilisées dans une variété de façons pour de nombreux bienfaits. Il s'agit d'une excellente solution pour aider un processus naturel de guérison. À la fin du livre, il y a une liste simple décrivant les différentes méthodes d'inhalation et d'application afin que vous puissiez utiliser les huiles essentielles à la maison ou en massothérapie.

Rappelez-vous que la douleur possède
cette qualité excellente.
Si prolongée, elle ne peut
pas être sévère,
et lorsque sévère elle ne peut pas être prolongée.

-Lucius Annaeus Seneca

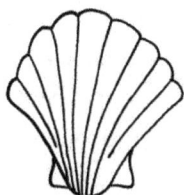

Coquillage #2

Bienvenue à votre nouveau corps en santé –
Les huiles essentielles pour la réduction
de la douleur

Ce n'est pas étonnant à quel point ce coquillage est en demande, il y a tant de gens qui vivent dans la douleur, presque tout le monde va souffrir de douleurs aiguës ou chroniques au moins une fois dans sa vie. Personnellement, ma tolérance à la douleur est nulle. Je ne suis pas un Rambo. Je suis plus comme un Bambi. Tout en travaillant sur la série **Human Target** (ndlt : série connue au Québec sous le nom **de La Cible**) pour 2 saisons, j'ai rencontré Mark, un acteur avec une forme de super héros, qui aimait beaucoup faire des cascades démentes.

"Le tournage de la série télévisée Human Target *a été physiquement exigeant avec de longues heures de travail. Tout au long du tournage, on se fiait sur Marina qui soignait l'équipe avec des massages shiatsu entre les scènes. Merci Marina !"*

Mark Valley, Acteur
L.A.

Personne ne veut être dans la douleur. Celle-ci est l'une des principales raisons pour laquelle les gens réservent un massage aux huiles essentielles avec moi. Les douleurs musculaires sont la raison la plus populaire pour visiter un médecin de famille. Il s'agit d'une triste réalité et je ferai de mon mieux pour vous aider à vous sentir bien.

Mes clients en aromathérapie souffrent généralement de douleur chronique, ils recherchent alors un soulagement en me consultant. Habituellement, la douleur est une combinaison d'inconfort physique et mental. Je suis en admiration devant le travail de Louise H. Hay, une survivante du cancer et conférencière métaphysique extraordinaire qui a étudié les origines de la douleur sous plusieurs angles. Un de ses livres que je préfère est ★ *You Can Heal Your Life*. Elle attribue un sens aux différents types de douleur que nous ressentons dans les diverses parties de notre corps, en déclarant que ce sont les résultats physiques de traumatismes émotionnels et spirituels non résolus. Elle offre de magnifiques façons pour reprogrammer et démarrer notre processus de guérison. Cela signifie que nous pouvons prendre en charge notre propre guérison. Brillant !

En aromathérapie, les huiles essentielles sont des anges extrêmement puissants qui peuvent vous transformer d'une manière très profonde. Je crois aux miracles. Je crois en l'aromathérapie. Lorsque vous inspirez des huiles essentielles, vous ouvrez la communication entre la Source et vous. L'esprit de la plante devient disponible pour vous guérir. Le code de la guérison devient actif, et les huiles, combinées avec l'intention de guérison, sont mélangées avec un amour pur - la plus haute fréquence de guérison disponible sur la planète (et il est gratuit et illimité).

Avant chaque session, nous mettons au clair l'intention du client de participer à sa propre guérison.

Une fois à plat ventre sur la table, je berce doucement mes clients, demandant la permission de travailler ensemble pour soulager leurs problèmes. Je veux que vous, le client, vous vous concentriez sur ce que vous voulez guérir lors de la session. Il faut également laisser aller, libérer, pardonner, ou faire ce que vous avez besoin de faire pour créer la guérison et la plénitude.

Parfois, certains clients me disent leurs intentions, d'autres ne veulent pas que je sache. De toute façon, en obtenant leur implication et leur participation à leur propre guérison, nous doublons l'énergie et la puissance de la séance de thérapie par le massage.

Certaines personnes viennent à moi désirant tout simplement une sensation de relaxation, d'autres ont des demandes plus spécifiques au sujet de la gestion de la douleur. Quoi qu'il en soit, ils me disent dès le départ ce qu'ils veulent travailler et améliorer.

Au cours de mes séances de massage, il se produit de nombreuses étapes de guérison. Un client peut entrer dans la fréquence dont il a besoin pour soulager sa douleur, peu importe qu'il revienne dans l'énergie qui l'a créée ou qu'il soit en mesure de créer un espace d'amour ou d'abandon.

Au cours de la première séance, les clients parlent généralement beaucoup. Ils ont peur et ne sont pas toujours prêts à lâcher prise. Souvent, ils me disent ensuite : "J'ai trop parlé, j'aurai moins besoin de parler la prochaine fois." Je dis toujours : "C'est bien, quand vous plongerez dans la session, elle va certainement être plus puissante."

Je tiens à ce que les gens aient leur propre processus et je veux leur donner des options. La décision leur appartient quant à ce qu'ils veulent faire.

Je suis très claire avec mes clients. Je leur dis : "Je ne suis pas ici pour vous réparer." La raison pour laquelle j'appelle mon mélange de soulagement de la douleur "M. Fix It" (ndlt : M. Répare-tout) c'est parce qu'il me permet de donner le pouvoir aux huiles, mais aussi de faire appel à la puissance de la grande intention de soulager la douleur.

En outre, il y a une certaine espièglerie dans le nom. "M. Fix It" est quelqu'un qui est vraiment habile de ses mains, une personne qui met la main à la pâte. Si vous n'êtes pas très habile de vos mains (ou si vous avez des douleurs), vous avez besoin d'une aide supplémentaire. Fort, capable et fiable, c'est ce que *M. Fix It* signifie pour moi et c'est ce qui rend ce mélange d'huiles essentielles si efficace.

Les huiles essentielles s'intègrent très bien dans la définition de la médecine holistique, qui considère le patient comme un tout, une entité unifiée. Cela signifie un traitement de la totalité du corps, des émotions et de l'esprit. Les huiles essentielles sont extrêmement bénéfiques pour l'activation de neurotransmetteurs (la sérotonine et les endorphines, les hormones du bonheur), les signaux qui communiquent à partir du système nerveux vers d'autres systèmes du corps. Lorsque le chemin est ouvert, vous êtes sur la voie de la guérison.

Quand vous venez me voir pour une session, si votre principale préoccupation est la douleur physique ou l'inconfort, nous allons toujours discuter de l'évènement qui est la cause de la blessure ou de la douleur. La première étape consiste à établir un niveau de relaxation pour vous aider à faire face à la situation. C'est là que les huiles aident si bien.

J'ai du plaisir à utiliser les huiles essentielles pendant un massage et les clients sont également invités à ramener à la maison une bouteille de leur mélange afin de l'utiliser pendant les semaines suivantes. Pour la gestion de la douleur, j'ai créé trois mélanges pour la série ❀ *Mister Fix It* afin de vous soutenir dans votre propre guérison : ❀ *MisterFix It R" pour la relaxation,* ❀ *MisterFix It M pour les muscles* et ❀ *Mister Fix It B"pour les os (bones).*

❀ Mister Fix It

À l'âge de sept ans, j'ai essayé de voler dans les escaliers à la maison et je me suis foulé la cheville gauche. Tentant de vaincre ma peur des hauteurs, je me suis dit, "je peux le faire. Je peux voler. "Je voulais également impressionner ma petite sœur Claude. Parfois, les garçons sautent en bas d'un toit, pour moi c'était voler dans les escaliers.

Dans les années soixante-dix, la physiothérapie et l'aromathérapie n'étaient pas des méthodes connues dans ma famille ... Au lieu de cela, j'ai eu de la glace sur la cheville et je me souviens d'avoir boité comme le kangourou Skippy pendant plusieurs jours.

Au fil des ans, je me suis blessée à la cheville gauche au moins 15 fois, il y avait toujours des béquilles dans mon appartement et j'utilisais des anti-inflammatoires contre la douleur. Les médecins m'ont dit, "Votre cheville est finie, il n'y a plus de soutien, plus de ligaments."

Quand je suis rentrée du Japon après l'école de massage Shiatsu, j'ai jeté mes béquilles à la poubelle. J'ai consciemment décidé que je n'aurais plus d'autres entorses à la cheville. Mais c'est arrivé une fois. Rétrospectivement, le problème persistant était probablement la crainte de ne pas avoir assez de soutien.

La dernière fois que je me suis foulé la cheville c'était en janvier 2000 au Costa Rica. J'avais mes huiles essentielles avec moi, je savais quoi faire. J'ai pu marcher normalement et me marier le lendemain.

Le jour de l'incident lors d'une randonnée en montagne j'avais fait de la tyrolienne et j'étais fière de moi, car j'avais réussi à vaincre ma peur des hauteurs. En marchant, j'ai vu un serpent venimeux mort et voulant l'éviter j'ai brusquement dévié de mon chemin, mais ma cheville est demeurée coincée et je me suis écroulée au sol en douleur.

J'étais déterminée à résoudre ce problème avec mes huiles. Une crainte à propos de la problématique du mariage est apparue. Mais au lieu d'avoir le trac de me marier, j'avais une entorse à la cheville. Je venais tout juste de face à ma peur des hauteurs (et j'étais la seule dans le groupe sans expérience de la tyrolienne).

Je ne me suis plus jamais foulé la cheville par la suite. Je suis probablement plus confiante et solide que je n'ai jamais été quand je marche.

Alors ... comment l'ai-je réparée *Mister fix-it* ?

Mélange 🌸 *Mr Fix-it R* pour la relaxation

Le premier mélange que j'utilise est R-pour relaxation, que j'applique pour aider à guérir le muscle. J'aime travailler par étapes. Lorsque je me suis foulé la cheville, j'ai utilisé les trois mélanges 🌸 *M Fix-it* ensuite, j'ai appliqué des compresses chaudes et froides. C'est incroyable de voir le peu de tissu cicatriciel ou de douleur qu'il reste après une séance en utilisant cette méthode avec moi.

J'ai mis de la glace sur ma cheville, surélevé ma jambe et appliqué un mélange d'huile de noyau d'abricot avec du basilic (*Ocimum basilicum*) pour détendre et calmer la douleur dans ma cheville, du poivre noir (*Piper nigrum*), merveilleux pour les douleurs et les rhumatismes, de la Lavande (*Lavandula angustifolia*) pour la détente, l'inflammation, les rhumatismes et l'arthrite, du pin (*Pinus sylvestris*) pour les douleurs musculaires et les rhumatismes et finalement du Romarin (*Rosemarinus officinalis*) pour les entorses comme analgésique pour les douleurs musculaires ainsi que les rhumatismes.

J'ai massé ce mélange sur ma cheville et appliqué une compresse chaude pendant dix minutes, puis une compresse d'eau froide pendant dix autres minutes et j'ai continué à alterner. C'était incroyable de voir à quel point le stress sur ma cheville diminuait rapidement. La lymphe a travaillé très fort pour protéger l'os, les ligaments et les muscles. ❀ *Mister Fix It R* a vraiment aidé à me détendre et à guérir.

MÉLANGE ❀ *Mr Fix-it M* pour vos muscles

Parce que je voulais être certaine d'être parfaitement calme, sereine et prête pour la cérémonie de mon mariage sur la plage, j'ai appliqué ce deuxième mélange sur ma cheville, ❀ *Mister Fix It M* pour les muscles dans le besoin. L'huile de transport , ici l'huile de noyau d'abricot, contient ces huit huiles essentielles : le clou de girofle (*Syzygium aromaticum*), analgésique pour la douleur merveilleux, il engourdit la zone (rappelez-vous le dentiste?), l'eucalyptus (*Eucalyptus globulus*) pour les douleurs, également anti-inflammatoire, le genévrier

(*Juniperus communis*), d'une grande aide pour les rhumatismes, la marjolaine (*Origanum marjorana*) pour les entorses, les contusions, les problèmes musculaires, la menthe poivrée (*Mentha piperita*) pour l'inflammation, l'arthrite et pour refroidir le feu de la douleur, la menthe verte (*Mentha spicata*), la petite soeur de la menthe poivrée qui aide avec le facteur " joie ", le thym (*Thymus vulgaris*), idéal pour aider les rhumatismes, la goutte, la sciatique, les douleurs musculaires et les spasmes, la rose bulgare (*Rosa damascena*, Alias *Rose otto*) pour les spasmes musculaires, les entorses et les foulures. Encore une fois, j'ai massé ce mélange sur ma cheville et appliqué des compresses froides et chaudes, pendant dix minutes chacune.

MÉLANGE 🌸 *Mr Fix-it B* POUR VOS OS (BONES)

Mon pied était en grande forme je suis allée à la piscine pour faire un peu d'hydrothérapie en douceur, sans pression sur l'articulation. J'ai ensuite appliqué 🌸 *Mister Fix It B* pour m'assurer que les petits os de ma cheville étaient prêts pour le grand jour (mon mariage). Ce mélange est préparé avec de l'huile de noyau d'abricot comme transporteur, ainsi qu'avec les huiles suivantes : le poivre noir (*Piper nigrum*) pour les raideurs, les blessures sportives et des os cassés, le camphre (*Cinnamonum camphora*), un ingrédient très célèbre à l'odeur très forte, présent dans de nombreux onguents contre les douleurs musculaires, également efficace contre les douleurs articulaires, la goutte, les rhumatismes et l'arthrite, le cyprès (*Cupressus sempervirens*), très utile pour réduire l'enflure, un antirhumatismal et antispasmodique, l'encens (Boswellia carteri), généralement très efficace contre la douleur et anti-inflammatoire, le gingembre (Zingiber officinalis) pour les articulations enflées et comme analgésique en plus de contribuer à la guérison des fractures, la lavande (Lavandula angustifolia) pour les blessures sportives et son effet calmant lors de douleurs, le citron (Citrus limonum) pour l'arthrite,les rhumatismes et la goutte , le pin (Pinus sylvestris), excellent si vous avez des douleurs articulaires et l'inflammation en général.

Le lendemain, je me suis réveillée et ma douleur était disparue. Bien qu'un peu raide, je pouvais marcher et à mon grand plaisir, j'ai été en mesure d'aller rejoindre mon fiancé sur la plage pour que nous puissions nous épouser. Ces trois mélanges ❧ *Mister Fix It R,M & B* ont sauvé ma journée de mariage.

Je vous encourage à utiliser l'huile essentielle qui vous plaît le plus et à choisir votre méthode d'application préférée. Si vous avez besoin de la puissance ultime de plusieurs huiles essentielles, il suffit d'utiliser ces trois mélanges.

J'ai rencontré Marina il y a 10 ans, à cette époque, je voyais plusieurs massothérapeutes afin de soulager cette douleur extrême que je ressentais dans mon bras droit et ma main, mais je n'étais jamais sortie d'une session en me sentant mieux ... jusqu'à ce que je vienne en contact avec les belles mains de Marina et son aromathérapie ! La façon dont elle met tout son corps et son âme dans le travail qu'elle fait, est incroyable. Vous sentez son énergie d'amour dans chaque contact. Après une seule séance, j'ai commencé à sentir ma douleur se dissiper et j'ai continué à profiter de son contact depuis ce jour. Elle est mon ange de massage :) En utilisant le mélange Mister Fix It *tous les jours sur mon avant-bras droit, ma mobilité s'est énormément améliorée*

Sabina Gallant
Vancouver, Colombie-Britannique

MES ASSISTANTS DE PIERRE

J'ai rencontré tellement de gens merveilleux depuis ces dernières années à Vancouver et au Québec ce sont des clients et amis précieux. Je ne pense pas que j'ai un travail, c'est plus comme une passion. Mes mains sont mes meilleures amies, mes sœurs de la lumière. Elles me guident et savent quoi faire. J'aime aussi utiliser des pierres de jade lors de mes séances. Saviez-vous que la néphrite (une des deux variétés de jade) est la pierre précieuse officielle de la province de la Colombie-Britannique ? Cette pierre est géniale pour garder la chaleur et pour aider à dissoudre le stress et l'anxiété. J'utilise aussi des pierres de rivière pour aider à maximiser votre énergie et activer votre facteur de joie et des pierres volcaniques noires qui vous permettent de laisser aller la tristesse et la nostalgie. Ces pierres vous aident à vous recentrer. Je suis également très fervente du soulagement de la douleur et de l'inconfort à l'aide de l'hydrothérapie.

L'IMMERSION

Quand je vivais à Montréal, dans ma vingtaine, j'ai découvert un centre d'hydrothérapie formidable qui s'appelle Ovarium. À cet endroit, vous pouvez vous faire tremper dans un grand réservoir rempli de deux mille tasses de sel d'Epsom mélangées avec de l'eau chaude et vos oreilles sont immergées sous l'eau. Pendant votre détente dans ces bains flottants, vous entendez des chants grégoriens. Tout simplement divin. Cela a été si apaisant pour moi dans ma vingtaine, car ce fut un merveilleux moyen de soulager beaucoup de stress. Cette expérience s'avère être également la façon la plus rapide d'ouvrir votre troisième œil pour aider à libérer votre intuition.

Cet endroit était bondé de gens qui cherchaient à se calmer, se détendre, à réduire la douleur et à stimuler leur créativité. J'y ai vu de nombreux artistes, des étudiants comme moi à la recherche d'un regain d'endorphines afin d'être en mesure de se concentrer et de performer à nos examens, des avocats avant un procès important, des futures mamans qui souhaitaient être en harmonie totale avec leur corps avant l'accouchement, et des personnes âgées vivant de la douleur physique.

La session durait une heure et tout ce sel aidait notre corps à se libérer de l'accumulation d'acide lactique causée par le stress et la douleur. Je souhaiterais bien avoir ce gros oeuf plein d'eau dans mon salon ! Je suis une sirène, j'aime l'eau, j'aime me baigner !

Quand mes clients quittent mes mains bienveillantes, je leur demande de prendre un bain après le massage pour aider à libérer l'acide lactique et d'utiliser des huiles essentielles dans le bain. Les clients qui ne prennent pas de bain ont parfois plus de douleur à cause de l'acide résiduel libéré par les points de tension qui ont été massés. Sans un bain, ces malaises peuvent durer jusqu'à quelques jours après la session.

Pour se débarrasser de l'acidité et du reste des toxines, il vous suffit de passer 20 minutes dans le bain. Allez au magasin d'aliments naturels et achetez du sel de mer. Le sel de la Mer Morte est l'ultime traitement car il est chargé de minéraux. Si vous vous baignez dans la mer Morte, vous pouvez facilement flotter sur l'eau en raison de la forte teneur en minéraux. Vous pouvez également utiliser du sel d'Epsom.

Lorsque vous ressentez un inconfort, choisissez votre huile préférée parmi celles décrites dans ce chapitre et mélangez huit gouttes de celle-ci dans une tasse de sel de la Mer Morte ou de sel d'Epsom et versez le mélange dans votre bain. L'osmose se produira pendant les 20 minutes de trempage. Il est si facile de se libérer de l'inconfort à l'aide de l'aromathérapie et du sel.

L'aromathérapie utilisée en combinaison avec la thérapie aux pierres et l'hydrothérapie produisent un feu d'artifice de super puissance!

LES BIENFAITS DU SPA

Mes sœurs et ma famille ont créé le Spa Natur'eau à Mandeville, au creux des montagnes dans les Basses-Laurentides, au Québec. Dans ce lieu de beautés naturelles, différents soins sont offerts : bain turc, bain nordique, bains tourbillons, yourte, sauna finlandais, et ils ont même une salle d'aromathérapie dotée d'un diffuseur avec différentes huiles essentielles. Dans ce magnifique Spa perdu dans la nature, votre corps et votre âme flânent et flottent dans un pur bonheur…. Pour plus d'informations, visitez le site www.spanatureau.com

Quand je vivais sur la côte Ouest du Canada, j'aillais au Spa Scandinave à Whistler. J'aimais me détendre dans le spa extérieur au milieu des montagnes et de la forêt. Je restais là toute la journée et je me détendais dans le bain vapeur à l'eucalyptus, ou dans le sauna finlandais au feu de bois pour stimuler la circulation sanguine et relâcher les toxines. Puis, je me plongeais dans la chute nordique, ou sous une douche froide pour refermer mes pores et renforcer mon système immunitaire. Leurs bassins étaient remplis d'eau minérale.

J'aimais flâner dans les solariums ou dans un hamac pour permettre à mon système cardio-vasculaire de s'autoréguler et de réduire ma pression sanguine.

✹ COMMENT PROLONGER LA SENSATION DU MASSAGE

La douleur physique est une chose, mais il est également important de guérir les douleurs émotionnelles. Vous vivez de la douleur émotionnelle ou mentale en ce moment ? Êtes-vous timide, incertain, triste ou même parfois perdu ? Quand je me sens déprimée, j'ai besoin de courage, de concentration, d'amour et d'une petite tape sur l'épaule pour continuer. Les huiles essentielles me sont alors d'un grand secours. Lorsque je respire ces huiles j'obtiens une dose de stimulation naturelle.

Mes inhalateurs ✿ *Nose Job* sont faits pour vous remonter le moral lorsque vous êtes en panne ou fatigué et pour combattre la douleur physique. Je crois que le potentiel pur est illimité. Ouvrez-vous et recevez l'aide des huiles essentielles afin de vivre dans votre lobe frontal et restez dans le moment présent. Lorsque votre hypothalamus, votre glande pinéale et votre troisième œil sont ouverts et vibrent à leur pleine puissance, des miracles peuvent se produire. Pour en savoir plus sur ce sujet, tournez-vous vers Kadea Metara, une guérisseuse extraordinaire qui m'a très bien préparée depuis 2001 à accepter mes dons et à commencer à les partager avec ce livre. Son site Web est www.kadea.org.

Tel que mentionné précédemment, j'aime travailler et jouer avec les cartes d'anges de Doreen Virtue pour me faire guider par les archanges. Michael, Raphaël, Chamuel, Jophiel,

Haniel, Gabriel, Sandalphon, Métatron et beaucoup d'autres font partie de ma vie quotidienne. (L'archange Michael est certainement un préféré parmi mes gardiens).J'ai suivi le cours de Doreen à Vancouver il y a plusieurs années et j'ai reçu d'elle un collier serti d'une grosse améthyste en forme de cœur que je porte quand je donne des massages . Je me sens si bien quand je combine les cristaux et les huiles avec une intention d'amour. J'ai également assisté à une retraite spirituelle étonnante en Arizona à Miraval Resort , où je suis entrée en contact avec des gens très spéciaux dans le monde de la guérison intuitive. Doreen est une leader fantastique en clairvoyance et en métaphysique, et elle nous a aidés à nous ouvrir à nos dons sacrés avec respect, amour et également avec le soutien des anges. Nous sommes le Cercle de L'Équinoxe. Nous vous aimons, Doreen! Pour en savoir plus visitez ✳ www.angeltherapy.com.

Une partie de ma mission dans la vie est d'aider les gens à élever leur force de vie naturellement avec l'aide d'huiles essentielles. Le traitement du cancer est un objectif très important pour moi ainsi que l'introduction et l'utilisation des huiles essentielles dans les hôpitaux. Je veux également conseiller les jeunes à utiliser les huiles essentielles afin qu'elles stimulent leurs énergies et leur santé naturelle. L'utilisation des inhalateurs ✻ *Nose job* fait partie du plan. Je voudrais commencer à leur enseigner comment utiliser les huiles essentielles pour ouvrir leur tourbillon de créativité. Les inhalateurs les aideront à rester concentrés, forts, courageux, heureux et inspirés. Quand j'étudie, je me sers de l'inhalateur ✻ *Nose Job Crystal Clear* pour maintenir mes voies respiratoires ouvertes, ✻ *Nose Job Sports* pour conserver ma concentration mentale, ✻ *Nose Job I Believe* pour élever ma confiance quand je dois parler devant un groupe, ❀ *Nose Job Pure Potential* pour ouvrir mon tourbillon de créativité et de ❀ *Nose Job Limitless* qui me connecte avec mon énergie de guerrière pacifique. Ces inhalateurs sont des formules exclusives.

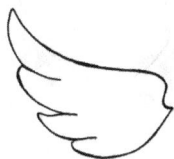

Le massage magique de Marina
m'a fait sentir comme
" une fée sur un nuage "
Renee Strong
B.C Canada

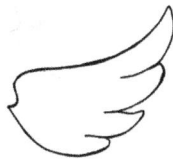

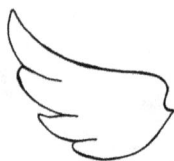

La passion est l'énergie.
Sentez la puissance qui
grandit lorsque vous
vous concentrez sur ce qui vous passionne.

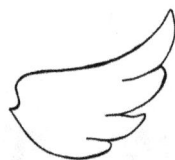

-Oprah Winfrey

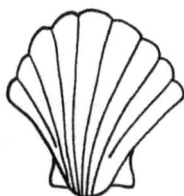

Coquillage #3

Augmentez vos vibrations et amplifiez votre énergie avec l'aromathérapie

Qu'est-ce que l'énergie ? Tout a une fréquence unique. De la bonne énergie, de la mauvaise énergie, de bonnes vibrations, de mauvaises vibrations, haute et basse énergie. Je suis fascinée par les niveaux d'énergie et la fréquence. Il y a longtemps, j'ai lu le livre ⭐ *The Cure for All Diseases* par Hulda Regehr Clark, Ph.D., ND elle a déclaré : "Le corps humain émet des ondes électriques, tout comme une station de radio, mais sur une large bande de fréquences et de tensions très faibles, ce qui explique pourquoi elles n'ont pas été détectées et mesurées à ce jour."

Elle a découvert que chaque organisme vivant possède une fréquence et une largeur de bande. Pour les insectes ça se situe entre 1.000.000 et 1.500.000 Hz. Les coquerelles ont les fréquences les plus élevées parmi les insectes qu'elle a testés. Pas étonnant que vous voyez toujours des coquerelles dans les scénarios de films apocalyptiques.

Les personnes avec de hautes fréquences ne sont jamais malades, elles ont de bons systèmes immunitaires. Les personnes ayant un système immunitaire faible vibrent à des fréquences plus basses. Après avoir bu de l'alcool, la fréquence diminue pendant quelques heures. Si vous commencez à vous sentir mal, il est sage d'éviter l'alcool, le sucre et les aliments transformés. Buvez une bonne tisane pour nettoyer votre système et votre fréquence va augmenter.

Savez-vous combien nous avons besoin de muscles pour sourire ? 17.

Savez-vous combien de muscles il faut pour froncer les sourcils ? 47.

Conservons notre énergie et sourions. Si vous êtes heureux, s'il vous plaît dites-le à votre visage. J'ai été élevée par une mère qui a toujours dit que le sourire est la clé pour attirer ce que vous voulez dans la vie. Ma mère est très bonne avec les gens quand il s'agit de trouver des solutions à leurs problèmes. Quand nous avions l'entreprise familiale, elle donnait aux clients un service total. Un client venait acheter le journal et il repartait avec un plein sac d'épicerie. "Oh, vous avez besoin de ça? Si vous achetez ça, vous aurez sûrement besoin de ceci. "Ma mère a l'œil pour le détail et un sourire qui est toujours au garde à vous.

Les gens qui ont un visage de pierre j'avoue que j'ai un problème avec ça ! Changez ce visage de pierre froide et mettez-y un sourire et votre vie vous sourira. Lorsque vos vibrations sont élevées et joyeuses, avez-vous remarqué à quel point la vie est fluide et les gens pensent que vous êtes du vrai bonbon ? Ils veulent juste être dans votre bulle parce qu'ils se sentent bien quand ils sont près de votre énergie. La puissance d'un sourire sincère est certainement la clé des vibrations positives. "Souriez et vous recevrez" c'est ma devise. Il est difficile de sourire et rester en colère ou pessimiste. L'énergie que nous avons en tant qu'être humain est notre cadeau à partager.

Quel est votre don ? Que pouvez-vous apporter au monde? Êtes-vous conscient de votre niveau d'énergie ? Puisque nous sommes comme des antennes ambulantes, nous émettons et recevons des ondes. Quand je ne me sens pas très bien, quand je suis inquiète à propos de quelque chose ou quand je suis en colère, je sens un énorme nuage noir au-dessus de ma tête qui me suit partout où je vais jusqu'à ce que je change mes vibrations du négatif au positif. Cela se produit lorsque je sors mon vaporisateur et que je vaporise des huiles essentielles autour et sur moi. Elles m'aident vraiment à me débarrasser de ce vortex sombre, cette ombre lourde qui plane au-dessus de ma tête. Je recommande vraiment les huiles essentielles d'agrumes pour ces situations. Le mélange de ce coquillage d'énergie est appelé ✿ *Pump the Joy.*

Je veux toujours être en mode " haute énergie ". C'est pourquoi je suis très accro aux huiles essentielles. Je sais maintenant qu'elles sont le moyen le plus rapide pour changer mon humeur. Quand je vibre à un niveau élevé, je me sens comme si tout était possible. L'énergie est un combustible idéal quand elle est élevée, catalysée, concentrée, respectée et aimée. Je dis toujours à mes clients que je suis " high " sur les huiles essentielles et que je suis rarement malade grâce à elles. J'ai touché beaucoup de gens dans ma vie. J'ai commencé à étudier sérieusement les techniques de massage vers l'âge 18 ans. J'ai passé presque 30 ans à faire des massages ici et là, j'ai massé professionnellement 500 personnes par an au cours des 15 dernières années, et je suis encore debout ! J'ai effectué plus de 10,000 massages à ce jour. Wow !

Je suis rarement malade et je sais que les huiles essentielles sont mes Soldats de l'Amour. L'amour est, soit dit en passant, la haute fréquence ultime pour la guérison. Les huiles essentielles combinées avec l'intention de vous faire sentir mieux, c'est mon but ultime dans la vie. Je crois vraiment que, comme le physicien Dr. William Tiller prédit que "la médecine du futur sera basée sur le contrôle des fréquences de l'énergie dans le corps." Lire la suite sur le Dr Tiller www.heartmath.com.

J'aime vraiment le livre ❀ *The Healing Code* par Alexander Loyd, qui contient une foule de renseignements précieux sur la façon de se guérir en neutralisant une pensée de fréquence négative avec une déclaration de vérité positive. Au lieu de dire : "Je ne veux pas être malade", vous dites : "Je vibre avec une excellente santé en ce moment." Je crois vraiment que lorsque vous êtes en mesure de découvrir les pensées et les émotions qui vous empêchent de recevoir ce que vous voulez, vous pouvez agir et vous manifester très rapidement. Si vous changez votre état négatif pour une béatitude positive, par la conscience et l'intention et avec l'aide d'huiles essentielles, votre vie se transformera profondément.

Les huiles essentielles ont des fréquences. Chaque huile a une fréquence qui lui est propre, un " buzz " subtil créé par ses propriétés bio-électriques. J'ai aussi vu des photos de la lumière (comme l'aura) de l'huile essentielle. Il y a encore beaucoup de questions sans réponse concernant le niveau exact de mégahertz, mais il a été dit que lorsque vous utilisez l'huile essentielle de Rose vous vous connectez avec 320 mégahertz.

Divers chercheurs universitaires ont également constaté que lorsque vous êtes atteint d'un cancer vous vibrez habituellement à moins de 42 mégahertz, et si vous êtes en bonne santé, vous vibrez à 75 MHz et plus. Si vous avez des capacités psychiques vous êtes capable de vibrer à plus de 200 mégahertz. Je ne peux pas vous dire avec certitude que cette information est la vérité, mais je pense que quand je suis pleine d'amour, de vie et des bonnes intentions, je me sens fantastique ! Lorsque votre énergie est élevée, vous ne pouvez pas être malade. Rehausser votre fréquence est certainement l'objectif pour rester en bonne santé. Quand mon esprit est coincé, je suis stressée et débordée, mais quand je suis en mode " vibration élevée ", je peux déplacer des montagnes. Lorsque j'utilise beaucoup d'huiles, ma vibration est généralement très élevée.

Tout le monde est à la recherche de multiples façons d'obtenir de l'énergie : le yoga, les sports extrêmes, les boissons énergisantes, bars à oxygène, l'euphorie du coureur ... Parce que l'énergie est faible, on tourne à vide trop longtemps et parce qu'il y a de fortes chances que vous soyez bombardé par des fréquences négatives.

La dépression est un gros problème dans notre société sur-stimulée. Les rapports de la Clinique Mayo expliquent que la dépression est une maladie grave qui provoque des changements dans l'humeur, la manière de penser, le bien-être physique et le comportement. Elle peut affecter tous les aspects de la vie d'une personne. La dépression est causée par un ensemble complexe de facteurs physiques, psychologiques et environnementaux. Parfois, un événement stressant peut déclencher une dépression. Dans d'autres cas, la dépression semble se produire spontanément, sans pouvoir identifier de cause. Peu importe ce qui la déclenche, la dépression est bien plus qu'un deuil ou un combat contre les " blues ".

La dépression peut n'apparaître qu'une seule fois dans la vie d'une personne. Souvent cependant, elle peut se produit à plusieurs reprises avec des périodes intermédiaires sans dépression. Elle peut aussi être un état permanent, nécessitant un traitement pendant toute une vie. La dépression affecte 18 millions d'Américains. Selon Santé Canada et Statistique Canada, pour une année donnée, environ 7%, soit entre 13 millions et 14 millions de personnes souffriront d'un trouble dépressif.

L'aromathérapie est une méthode complémentaire d'approche pour une meilleure santé. L'utilisation sécuritaire des huiles essentielles dans la pratique de l'aromathérapie holistique peut aider à améliorer votre perspective globale émotionnelle et peut être utilisée pour accompagner d'autres méthodes traditionnelles et alternatives de traitement de la dépression. Au cours des dix dernières années, j'ai remarqué une recrudescence importante des utilisateurs d'antidépresseurs. Mon but est de m'assurer que le client consommant des antidépresseurs commence à se sentir mieux, plus détendu et mieux outillé grâce aux huiles essentielles qu'il utilise après sa séance avec moi.

J'ai vu d'énormes changements chez des clients qui ont fait une dépression et qui viennent me voir régulièrement pour des massages aux huiles essentielles. Une fois qu'ils sont en mesure d'arrêter les antidépresseurs, ils commencent à aller au gym, changent d'emploi et changent leurs relations. Les gens qui s'en tiennent aux antidépresseurs sont trop stressés pour apporter des changements.

En travaillant dans l'industrie du film, j'ai vu tant de femmes qui utilisaient l'Ativan, le Prozac, le Zoloft et le Valium. À partir de la trentaine, avec les longues heures sur le plateau de tournage, elles prenaient un Ativan avant de se coucher, puis utilisaient des pilules de caféine le matin et buvaient plusieurs cafés tout au long de la journée. Elles semblaient toutes plus vieilles que leur âge biologique !

Depuis que j'ai commencé à travailler dans l'industrie du cinéma en tant que " stand-in " et à masser l'équipe et les acteurs, j'ai été en mesure de les renseigner sur des solutions saines de changements. Maintenant, beaucoup de ces mêmes femmes qui étaient déprimées et qui s'enfilaient des pilules utilisent des diffuseurs d'huiles essentielles dans la remorque de maquillage. Maquilleuses et coiffeuses professionnelles sont en train de créer cette atmosphère saine, agréable et charmante qui améliore l'humeur de tous.

Ces remorques de tournage peuvent se changer en atmosphère de travail toxique si vous n'avez pas une bonne équipe. Travailler avec les acteurs principaux contraignent de nombreuses personnes de l'équipe à donner des massages : des massages d'égo ! Moi je ne tenais pas compte de leur ego mais je leur massais plutôt les épaules en utilisant les huiles essentielles. Au lieu de vouloir s'entretuer, tout le monde dans la remorque était " high " sur les huiles essentielles. Bien sûr, les gens négatifs me détestaient, mais je me sentais tellement heureuse que je m'en foutais !

Que faites-vous si vous êtes une coiffeuse ou maquilleuse de plateau ? L'acteur prend place dans votre chaise pendant une longue période. Vous devez lui parler et écouter ses histoires et ses plaintes. C'est ainsi, que les filles réservaient une plage horaire avec moi la fin de semaine et disaient aux acteurs, "Oh, vous devez aller voir Marina !" Je les calmais et ils revenaient le lundi matin dans de meilleures dispositions.

J'appelais ça le "syndrome de sédation" et je travaillais avec les acteurs, les actrices et même leurs chiens ! Ils me surnommaient "Marina la Nettoyeuse". J'aimais bien travailler avec eux en tête-à-tête pour modifier leur énergie et l'équipe de maquillage était toujours reconnaissante. En revenant sur le plateau le lundi, ils se retrouvaient en face d'acteurs avec une attitude nouvelle. Je suis tellement heureuse que Tone, une ancienne maquilleuse, ait utilisé l'aromathérapie pour gérer le stress et les longues heures sur les plateaux de cinéma.

"Quand j'ai rencontré Marina "Mermaid, (Aroma Marina)" elle avait un petit service mobile se déplaçant sur les divers plateaux de cinéma à Vancouver, effectuant le "sauvetage" des acteurs et des équipes de tournage submergés par le stress de leur travail. J'étais maquilleuse à l'époque et je suis devenue accro à m'évader dans le monde des massages aux huiles essentielles de Marina. Elle et ses séances étaient le havre de relaxation et de calme grandement nécessaires dans mon travail. Je l'ai toujours quittée positive, avec une énergie retrouvée, prête à conquérir le monde. Ses produits "Marina Mermaid ou Aroma Marina" me suivaient partout et je les utilise encore aujourd'hui! Je la remercie d'être le "début" de mon voyage vers la réalisation de soi. J'ai finalement fait le grand saut, quitté l'industrie du film et retourné en Europe. Cela m'a donné l'occasion de partager du temps précieux avec ma famille et la possibilité de faire la paix avec mon père avant qu'il ne décède, trop rapidement, d'un cancer. Ma nouvelle vie m'a donné mon âme sœur et deux garçons extraordinaires peu de temps après. En plus d'être copropriétaires et partenaires d'affaires nous partageons également l'amour de la France, là où nous y avons construit notre maison de rêve. Je suis honorée et heureuse d'avoir encore Marina dans ma vie. Elle a été une véritable amie, un ange de guérison et

un catalyseur de changement depuis de nombreuses années. Je suis très heureuse qu'elle prenne le temps de se rendre en France où elle bénit notre famille et la communauté française avec ses étonnantes séances d'aromathérapie. Ce livre est son lancement officiel en tant que nouvelle ambassadrice des huiles essentielles. Je te souhaite tout le succès et le bonheur que la vie a à t'offrir Marina ! Merci mon amie ..."

Tone Rorvik

Le Petit Bardèche, www.holidaycottagesandvillas.com

France

Mary Steenburgen et Ted Danson m'ont embauchée pour masser toute l'équipe lors du tournage de la mini-série " Talking to Heaven " de James Van Praagh.

Ils avaient entendu parler de moi et je leur ai donné un massage sur chaise, qu'ils ont aimé. C'était une excellente idée de faire ça pour l'équipe. Tout le monde était " high " sur les huiles et c'était un tournage calme et joyeux. Certains producteurs achètent pour 500 $ de café pour l'équipe. Cela rend tout le monde plus acide et plus stressé que jamais.

Les plateaux de cinéma peuvent être incroyablement stressants. En raison des coûts de production d'un film, chaque seconde vaut son pesant d'or, ce qui fait que les gens sont constamment sur le qui-vive. Ils travaillent de longues heures pendant des mois à chaque tournage. Les acteurs arrivent très tôt pour le maquillage et peuvent parfois rester très tard dans la nuit (ce qui n'est pas bon pour leur système hormonal et leur niveau de cortisol). Les membres de l'équipe de tournage sont souvent privés de sommeil, font peu d'exercice et mangent mal, ce qui ne fait qu'ajouter au stress que subit leur corps. L'inhalation d'huiles essentielles crée une atmosphère plus alcaline, plus heureuse et en harmonie avec la vibration de l'amour.

Hilary Swank a également payé pour que toute l'équipe profite de massages sur chaise, elle est une grande partisane de la médecine holistique. J'ai aussi donné des produits de bain spéciaux à Brooke Shields pour qu'elle puisse en profiter le soir à son hôtel. Je deviens timide quand je fais ça. Parfois, je leur donne un petit cadeau et je me sauve ! Brooke parle à tout le monde, elle est polie, drôle et aime tricoter sur le plateau.

Quant à moi, j'ai ce don. J'ai l'énergie et la volonté pour soutenir le rythme de ces heures de fou. Je peux continuer pendant des mois, puis quand le tournage est fini, je me recentre et je me ressaisis. Je suis un Cheval de Feu, après tout !

Suivre le mouvement est ma façon préférée de vivre. Quand nous vivons dans le présent, la vie est tellement mieux. Parfois, je me laisse emporter par le hamster fou ou le Chihuahua possédé de mon bavardage mental mais, une fois que je remarque sa présence, je lui dis merci d'avoir partagé ça avec moi et puis je me vaporise un peu du mélange ❀ *Pump the Joy*.

La connaissance c'est bien, mais quand vous entrez dans l'action, vous ouvrez les vannes de l'énergie qui coule. Agissez dès maintenant pour votre propre guérison et remarquez si vous transformez votre énergie afin qu'elle s'écoule librement.

Vous sentez-vous fatigué tout le temps ? Si votre glande thyroïde est lente et "hypo", vous êtes probablement épuisé quand vous vous réveillez. Cette glande maîtresse est la reine de votre métabolisme et il est très important de la garder active pour améliorer votre santé et votre vitalité. Puisque vous avez besoin d'un coup de fouet du métabolisme, prenez rendez-vous pour un examen général complet avec votre médecin et demandez à recevoir les tests sanguins complets pour la TSH.

Parfois, vous devez payer pour obtenir ces informations mais rappelez-vous, vous construisez le dossier de la liberté de votre mieux-être et tous vos résultats de tests médicaux vous appartiennent. Si vous habitez au Canada, inscrivez-vous sur www.ehealth.ca afin de recevoir une copie de vos résultats de tests sanguins. Vous pourrez étudier ces documents avec votre professionnel de la santé. Savoir, c'est pouvoir.

Maintenant, que faut-il faire pour démarrer votre métabolisme ? Pour moi, tout commence avec huit bonnes heures de sommeil. Pour certaines personnes, huit heures ne suffisent pas. La période de la journée au cours de laquelle vous dormez a une grande influence sur la qualité du sommeil. C'est au cours de cette période que votre système hormonal est à sa capacité maximale pour se reconstruire et se ressourcer. J'aime être au lit à 22h00 et me réveiller à 7h00 du matin. Si je ne dors pas assez, je suis grincheuse, morose et sensible. J'ai besoin de mon sommeil !

Le cortisol est une des nombreuses hormones que notre corps crée. Il contrôle également notre capacité à perdre ou à accumuler la graisse et l'énergie.

Nous avons tous besoin d'une certaine quantité de cortisol dans notre corps parce que c'est ce qui nous réveille le matin. Par contre, trop de cortisol favorise le stockage des graisses et nous fait (sentir léthargiques et peu enthousiastes). Le cortisol est activé par deux événements : l'exposition à la lumière du jour et le stress. Le stress peut être causé par des facteurs physiques et mentaux ainsi que par des polluants (ceux que nous ingérons et absorbons de l'environnement). En ce qui concerne la lumière, le corps est très intelligent, mais il ne peut pas faire la différence entre la lumière du soleil et la lumière produite par les ordinateurs et les téléviseurs.

Cette information rend possible le contrôle d'une grande partie de notre stress quotidien. Gardez à l'esprit que nos corps ont une tendance naturelle de production de cortisol. Il a été démontré que le niveau de cortisol atteint un sommet le matin. Les niveaux augmentent drastiquement à partir de 5h30 environ, avec le lever du soleil, jusqu'à 9h30 du matin. Il est donc logique que le contrôle de la quantité de lumière artificielle à laquelle nous sommes exposés le soir par l'entremise de l'ordinateur et la télévision permettrait de réduire la production de cortisol significativement. Sans parler de la pause bien méritée que nos glandes surrénales obtiendront (C'est là que la grande partie de nos hormones sont produites).

Maintenant, parlons un peu des glandes surrénales. Elles produisent la plupart, sinon la totalité, de nos hormones comme la testostérone, les œstrogènes, la DHEA (l'hormone de la jeunesse) et oui, l'infâme cortisol. Les glandes surrénales ont une capacité limitée de production de toutes ces hormones, mais le cortisol est prioritaire sur les autres.

Vous voyez, notre corps veut se protéger. Si nous lui donnons le message que nous avons besoin de cortisol en l'exposant à de la lumière artificielle provenant d'un téléviseur ou d'un ordinateur tard le soir, cela nuit à la production d'autres hormones, sa capacité étant limitée nous obtenons alors ce qu'on appelle l'effet "cortisol voleur". Nos glandes surrénales donneront à notre corps ce dont il a besoin pour survivre et déshabillera Pierre pour habiller Paul, et nous conduira vers un déséquilibre hormonal. Oui, nous pouvons aller voir notre médecin et obtenir une prescription pour un programme d'équilibrage hormonal. Mais ne serait-il pas beaucoup plus facile de bien faire les choses dès le début en contrôlant nos niveaux de stress et notre exposition à la lumière artificielle du soir ? Pour plus d'informations, veuillez vous inscrire à www. agilispeed.com afin de recevoir le rapport spécial "The Missing Piece".

J'ai aussi investi dans le meilleur système sommeil jamais inventé : le système de mousse à mémoire de forme Tempur-Pedic®. Il est fantastique. Il est si facile de démarrer notre journée lorsque l'on est reposé, nous sentons que tout est possible. De même, lorsque nous allons au lit, assurons-nous que notre chambre est sombre avec un système efficace de blocage de la lumière dans la fenêtre.

Pendant la journée, nous pouvons maintenir notre taux de sucre sanguin stable en mangeant des collations, de sorte que notre corps se sente aimé et nourri au lieu de ressentir la fatigue, la faim et même des maux de tête. La nuit, notre corps a aussi besoin de réconfort, donnons -lui une routine, essayons d'aller au lit à la même heure chaque soir..

Imaginez éteindre le téléviseur ou l'ordinateur à 8 h, tamiser les lumières, se préparer pour le lit et profiter d'un bon livre ou d'un magazine sur notre matelas confortable en attendant l'arrivée du sommeil. C'est un moyen relaxant de se détendre et de donner un peu d'amour à notre corps et nos hormones. De plus la diffusion d'huiles essentielles avant le coucher rendra la détente plus agréable, utilisons le vaporisateur ❀ *Pump the Joy* directement sur les draps pour un effet calmant et revigorant qui durera toute la nuit. Les huiles essentielles de Jasmin, de Néroli apaisant, ou l'huile de Rose, la fleur ayant la plus haute fréquence, sont également d'excellents choix.

En créant mes trois produits en vaporisateur, j'ai simplifié l'atteinte de l'équilibre et de l'exaltation pour votre système stressé. Lors de séances de massage avec mes clients, j'utilise les huiles traditionnelles de guérison. Ensuite je vaporise mon mélange ❀ *Pump the Joy* au dessus de leurs têtes pour les amener à une fréquence encore plus élevée.

Pour clore la session et dégager l'espace, j'appelle le nom des huiles et je frappe mon carillon à huit reprises en faisant des signes d'infini pour m'assurer que toute l'énergie négative est sortie de leur corps, de moi et de la salle de guérison.

S'ils le veulent, mes clients peuvent acheter des mélanges pour les utiliser dans le bain avec du sel de mer pour purifier, dissiper la négativité, évacuer le stress, la fatigue et la dépression. Je recommande de prendre un bain après un massage afin d'éviter la douleur et de permettre au corps de se désintoxiquer. Tout le monde a des affections différentes, donc j'encourage l'utilisation de diverses huiles ou mélanges, également sous forme de vaporisateur. Les vaporisateurs sont géniaux, étant faciles à utiliser et portables. Il n'y a pas de dégâts ou de taches d'huile sur les draps et vêtements, seulement qu'une bruine légère et rafraichissante.

Beaucoup de femmes de pouvoir viennent me voir parce qu'elles savent que prendre le temps de relaxer fait partie de leur succès. N'oublions pas que la détente et le cerveau à

" off " pour un moment, ouvrent également la fenêtre aux idées, à la créativité et à l'intuition. Beaucoup de mes clientes font plus d'argent que leurs conjoints, 30% des femmes ont un plus gros salaire que leur conjoint au Canada.

Hmm ... peut-être que je devrais créer un vaporisateur $ "Pompe le fric" $ pour leurs maris ...

🌸 *Pump the Joy* : Mélange pour soulager la dépression, la fatigue surrénale et la fonction thyroïdienne faible.

Huiles simples incluant :

Menthe poivrée. Note de tête, dynamisante. Nom botanique : Mentha piperita.

Données de sécurité : non-toxique, non irritant, mais sensibilisation possible due au menthol. Ne pas utiliser si vous êtes enceinte ou si vous allaitez. À utiliser avec modération, n'est pas compatible avec un traitement homéopathique.

La menthe poivrée est idéale pour la fatigue mentale.

Dans the 🌸 *Pump the Joy,* l'huile de menthe poivrée est utilisée à une concentration très faible seulement pour rajouter un petit " oumph " de fraîcheur.

Bergamote. Note de tête, antidépresseur. Nom botanique : *Citrus bergamia.*

Données de sécurité : Assurez-vous que votre bergamote est une huile sans bergaptène, car le bergaptène (également connu sous le nom de furocoumarine) est le produit chimique dans la bergamote qui provoque la phototoxicité (irritation de la peau après l'exposition au soleil).

L'huile de bergamote a d'abord été vendue dans la ville

italienne nommée Bergamote, en Lombardie. L'huile est utilisée dans la médecine traditionnelle italienne depuis de nombreuses années. Elle est très puissante pour les troubles liés au stress, à la dépression et elle a une qualité rafraîchissante et inspirante. Saviez-vous que la bergamote est l'arôme du thé Earl Grey ?

Néroli (fleur d'oranger). Note de base, superbe antidépresseur. Nom botanique : *Citrus aurantium var. amara.*

Données de sécurité : Super sécuritaire! Non toxique, non irritant, non sensibilisant, non phototoxique.

Il était une fois une princesse italienne nommée Nerola. Parce qu'elle aimait porter la fleur d'oranger comme parfum, celui-ci est venu à être connu sous le nom de Néroli. L'huile essentielle pressée à partir de ces fleurs blanches délicates est très chère mais vraiment fabuleuse. Cette huile essentielle "ninja de la bonne humeur" vous fait sentir comme sur un nuage. Je l'utilise beaucoup pour aider les futures mariées à se calmer avant la cérémonie de mariage. Les soins du corps au Néroli sont incroyables, très bons pour les états de grande émotivité, de dépression et de nervosité.

Jasmin. Note de base, dynamisant. Nom botanique : *Jasminum officinale.*

Données de sécurité : non-toxique, non irritant, généralement non sensibilisant, mais certaines personnes peuvent avoir une réaction allergique. Ne pas utiliser si vous êtes enceinte.

Le jasmin est une huile merveilleuse pour aider à vous libérer de la frustration brute. Les fleurs de jasmin sambac séchées sont également utilisées pour parfumer le thé au jasmin. Si vous êtes un donneur, ceci est votre billet pour le réapprovisionnement du cœur. Le jasmin est l'huile guerrière quand vous êtes déprimé, brûlé et au bout du rouleau. Il vous propulsera vers le nirvana. De plus, le jasmin est un puissant aphrodisiaque. Dans son livre " Aromatherapy Workbook ", Marcel Lavabre décrit que lorsque Cléopâtre naviguait pour accueillir l'empereur romain Marc-Antoine, les voiles de son navire étaient préalablement trempées dans du jasmin, l'un des parfums les plus aphrodisiaques. Marc -Antoine est tombé si profondément amoureux de Cléopâtre qu'il a laissé son empire pour la suivre.

Rose. Nom botanique : *Rosa damascena* (rose otto) et *Rosa centifolia* (rose maroc).

Données de sécurité : non-toxique, non irritant, non sensibilisant, mais ne doit pas être utilisé avec des enfants, faire également preuve de prudence pendant la grossesse.

L'huile de rose est fabuleuse contre la dépression. Elle est l'une des huiles les plus chères au monde. Les propriétés curatives de la rose ont été utilisées dans la médecine (*materia medica*) à travers les âges. Dans son ouvrage classique *The Art of Aromatherapy*, écrit en 1977, Robert B. Tisserand dit : " l'huile de rose est chère parce que les pétales de rose contiennent très peu d'essence, et jusqu'à 2000 kg de pétales peuvent être nécessaires pour produire 1 kg d'huile " Mon huile de rose est diluée, ce qui la rend abordable. Certaines huiles de rose coûtent de 300 $ à 400 $ pour une bouteille de 10 ml, et parfois même davantage.

L'huile essentielle de rose est utilisée comme symbole de l'âme, de l'amour et de la pureté. Elle a été dédiée à Aphrodite, la déesse grecque de l'amour sexuel et de la beauté, ainsi qu'à son équivalent romain, Vénus. Le parfum de la rose étant si sensuel, les Romains dispersaient des pétales de rose sur le lit pour la nuit de noces ... une tradition désormais remplacée en jetant des confettis aux nouveaux mariés. L'histoire nous apprend que la rose égyptienne était celle que Cléopâtre utilisait pour séduire Marc- Antoine. Elle aimait les pétales, les hydrolats et les huiles de rose. Athénée, un écrivain de l'époque, rapporte que Cléopâtre couvrait les planchers de son palais de pétales de rose à la hauteur d'un demi-mètre. Les voiles de sa barge royale étaient trempées dans l'eau de rose lorsqu'elle naviguait à la rencontre de Jules César. C'était certainement l'une de ses marques distinctives ! En outre, au tour du lit dans sa chambre, elle et son amant marchaient à travers une couche sensuelle et épaisse de pétales de rose qui jonchaient le sol, comme les feuilles d'automne.

Je me demande souvent comment j'aurais aimé être incarnée dans le corps de la reine Néfertiti ou Cléopâtre. Cléopâtre était une déesse de la sensualité, qui aimait se baigner dans du lait, des herbes, des huiles essentielles et des pétales de fleurs. Ces rituels comprenant des cadeaux de la nature l'ont gardée jeune et puissante. Elle était une très bonne femme d'affaires et elle a su utiliser la nature pour élever ses vibrations.

Une fois de plus pour ce précieux mélange nous gardons la force de vie des huiles essentielles dans une huile de jojoba. Le jojoba est très pénétrant et très stable. Il ne rancit pas et n'a pas de contre-indications

L'hydrolat de rose (l'eau florale restant après la distillation des roses pour l'huile essentielle) est un moyen plus abordable de profiter de cette huile sous forme de vaporisateur. La rose est considérée comme la fleur ayant la fréquence la plus élevée. Beaucoup de gens spirituels utilisent les roses ou des images de roses pour nettoyer leur propre énergie ou celle de leurs clients. J'utilise l'image d'un collier de roses autour de ma couronne pour la protection et le nettoyage de mon énergie avant, pendant et après une séance. L'utilisation d'une bruine de rose dans votre maison, sur vous-même et vos proches est un excellent moyen de maintenir de fortes vibrations pour tous les gens que vous aimez.

Le chemin vers la santé passe par un bain

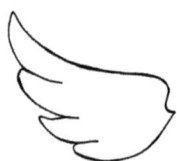 *aromatique et un*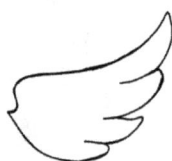

massage parfumé

chaque jour

— Hippocrate

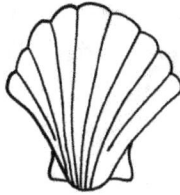

Coquillage #4

Réduire la cellulite et l'enflure :
Augmentez la circulation à l'intérieur
pour déborder de vie à l'extérieur

Ce coquillage est l'un de mes préférés. Pourquoi ? Parce que tout le monde veut un système lymphatique fort afin de rester mince, en santé et plein d'énergie. Souffrez-vous de chevilles, de mains et de pieds enflés ? Vous devez savoir que si votre circulation sanguine est bonne, votre système lymphatique l'est tout autant. Si ce n'est pas le cas, vous devrez composer avec l'enflure, les varices, la fatigue, la cellulite, l'augmentation du nombre de cellules graisseuses et les problèmes de peau. Vous vous sentirez malade, conséquence de votre niveau élevé de toxicité. Il existe beaucoup de solutions naturelles pour vous aider à retrouver une circulation sanguine énergisante et un système lymphatique en santé.

Je pesais presque 200 livres lorsque j'étais adolescente. Je mangeais de grandes quantités de malbouffe et je ne faisais pas vraiment d'exercice à cette époque. J'ai dû prendre la décision consciente de la manière dont j'allais vivre ma vie. Je consommais la nourriture avec excès, devenant de plus en plus enflée. Je devais me forcer à faire de l'exercice. Mes vêtements ne m'allaient plus et ma famille me disait que je devenais plus ronde. J'ai appris que les systèmes circulatoire et lymphatique doivent être respectés afin d'avoir l'énergie nécessaire pour mener à terme mes projets de vie.

Lorsque j'étais dans la vingtaine, ma pression sanguine était toujours très basse, je faisais souvent la fête, consommant alcool et cigarettes sur une base régulière. Je pouvais être très grosse, puis quelques mois plus tard, très mince. J'essayais plusieurs régimes pour contrôler mon poids. Maintenant dans la quarantaine, je me sens plus en forme que jamais. Voici mes secrets pour améliorer la circulation sanguine et lymphatique.

En latin, *Lympha* veut dire eau claire. Notre système lymphatique est un formidable nettoyeur. Cependant, puisqu'il est dépendant de l'efficacité du système circulatoire, il a besoin d'un petit coup de pouce pour bien faire son travail. Le système lymphatique n'a pas de pompe et dépend des compressions musculaires et des mouvements du corps pour déplacer la lymphe à travers l'organisme. Faire des exercices de respiration, des étirements, du yoga, de l'exercice et même faire l'amour sont d'excellents moyens d'augmenter votre circulation et d'activer votre lymphe.

La liberté par les huiles

L'huile essentielle de Pin (*Pinus sylvestris*) est un bon décongestionnant lymphatique. Je l'ai déjà utilisé auprès d'une cliente en fauteuil roulant. Je lui ai fait un massage de drainage lymphatique des pieds avec cette huile et elle s'est tout de suite sentie ravivée, en plus de sentir la chaleur regagner ses pieds.

J'ai également massé une magnifique jeune fille paraplégique de 17 ans, ses pieds, ses chevilles et ses jambes étaient vraiment plus chauds après le massage aux huiles essentielles. Un radieux sourire illuminait son regard lorsqu'elle affirmait qu'elle pouvait sentir de l'électricité dans ses orteils.

Je l'ai fait voyager dans un monde olfactif magique en lui faisant inhaler différentes huiles essentielles, que je réchauffais dans mes mains avant de les placer sous son nez. Le système limbique lié à l'odorat vous libère, en vous permettant de voyager au cœur de votre imagination et de créer la vie dont vous rêvez. Le lobe frontal s'ouvre et vous transporte là où vivent l'intuition et la fréquence d'amour. Activer le système limbique vous aide à vivre le moment présent et les huiles essentielles peuvent vous connecter à votre être spirituel supérieur afin d'apporter la paix dans votre vie. Les huiles essentielles vous gardent dans la partie active, douce et libératrice du cerveau. La preuve ? Regardez les gens fermer les yeux lorsqu'ils sentent les huiles essentielles, quand ils atteignent cet endroit où règne la paix intérieure. Tout comme visualiser un souvenir de victoire peut aider un athlète à gagner, les odeurs peuvent vous connecter à des souvenirs chargés d'émotions positives et d'amour que vous pourrez revivre lorsque vous le voudrez.

L'énergie féminine sait comment atteindre et maximiser ce bonheur pur. C'est ça, la liberté par les huiles essentielles. C'est l'instinct du Yin. Mon expérience me démontre que les femmes sont plus souvent attirées par les huiles essentielles que les hommes. Elles sont davantage ouvertes à les essayer. Je vous en prie, utilisez les huiles essentielles afin de libérer les sens de vos amis ou membres de votre famille qui vivent avec la paralysie ou qui doivent utiliser un fauteuil roulant. Que

Dieu les bénisse car ils nous sensibilisent à être reconnaissants face à notre santé.

J'ai appris par les programmes d'Anthony Robbins et les séminaires sur la santé " Peak Potentials " (T. Harv Eker) que de sauter sur un mini trampoline 10 minutes par jour est le meilleur moyen de se donner un mini drainage lymphatique. Génial n'est-ce pas ? Mon meilleur ami, un hypnothérapeute et gourou holistique prénommé Éric, faisait 10 minutes de sauts sur un mini trampoline en compagnie de son thérapeute préféré, M. Magoo, son chat âgé de 18 ans. Ça, c'est vraiment trop cool.

Parlant de chat, qu'est-ce qui se passe entre eux et les huiles essentielles ? Les chats sont très curieux de nature. Même s'ils sont attirés par l'odeur, n'essayez pas de les masser avec des huiles essentielles laissez-les toujours venir à vous de leur plein gré s'ils veulent les sentir. J'ai vu beaucoup de chats qui voulaient être touchés et massés avec les huiles essentielles, mais par précaution je ne les laisse que les sentir.

Je crois personnellement en la zoothérapie. La Dre Erika Friedmann du Brooklyn College a découvert que les propriétaires d'animaux de compagnie ont le cœur plus en santé que ceux qui n'ont pas de chien, chat ou autre animal. Dans ses travaux publiés en 2003 dans l'American Journal of Cardiology, elle a conclu que les propriétaires d'animaux ont des séjours à l'hôpital plus courts, moins de visites chez le médecin, prennent moins de médicaments contre l'hypertension et le cholestérol en plus d'avoir plus de facilité à s'endormir le soir. La zoothérapie réduit le niveau de stress, abaisse la pression sanguine et augmente le niveau des hormones du bonheur, soit la dopamine, l'ocytocine et les endorphines.

L'exercice est d'une importance capitale, mais l'exfoliation est aussi un moyen efficace d'activer votre circulation et votre lymphe. Vous obtiendrez également une peau de pêche!

L'exfoliation avec ✹le gant Renaissance, ✷les savons de la gamme Marina Mermaid (Aroma Marina) et ✿ les mélanges d'huiles essentielles.

J'apprends à mes clients comment s'exfolier régulièrement pour augmenter leur circulation sanguine. On peut commencer par une exfoliation à sec pour éliminer les cellules mortes et améliorer la capacité purificatrice du système sanguin. Cette exfoliation à sec devrait prendre au moins huit minutes avant d'entrer dans la douche. La peau est votre plus gros organe. Quand la peau est propre et exfoliée, la circulation s'en trouve grandement améliorée. C'est un rituel de purification que vous devez à votre corps. J'aime me faire une exfoliation par un brossage à sec 1 fois par semaine et j'utilise mon gant humide le reste de la semaine.

✹ Le gant Renaissance

Le meilleur gant que j'ai trouvé sur le marché est ✹ le **gant Renaissance**, par Danièle Henkel, Montréal, Québec. Ce gant dégage les poils incarnés et contribue à la beauté et à la santé du corps, tout en procurant une merveilleuse sensation de bien-être et de relaxation. Je décrirais son effet comme celui d'une langue de chat. Sans blague, attendez de l'essayer ! Il est fait de viscose à 100%, une matière hypoallergène qui sèche rapidement et qui est facile d'entretien. Tout comme votre animal de compagnie, vous l'aimerez inconditionnellement !

Chaque matin j'adore effectuer une légère exfoliation avec le **gant Renaissance** ensuite sous la douche j'utilise les produits de ma propre gamme de savons en gel pour le corps aux huiles essentielles sans parabène ni propylène glycol. J'ai dû créer ma propre gamme de produits, car j'ai parmi ma clientèle beaucoup de survivants du cancer et ils sont très conscients de la quantité de produits chimiques auxquels notre corps est exposé.

De plus, étant du signe du Bélier et Cheval de Feu, j'ai besoin de beaucoup d'eau pour équilibrer mon feu intérieur. L'hydrothérapie est mon moment sacré au cours duquel je reçois l'inspiration et les idées pour exprimer mon côté artistique. Lorsque je joue dans l'eau ou que je me détends dans les eaux minérales (Spa Scandinave à Whistler ou le Spa Natur'eau qui appartient à mes sœurs à Mandeville au Québec), j'imagine l'eau qui purifie mon corps et qui emporte mes peurs au loin. C'est tout simplement magique. Lorsque je me questionne, je prends une douche ou un bain aux huiles essentielles et je reçois l'inspiration sur la direction à prendre. Je remercie le ciel pour mes séances d'exfoliation Renaissance !

L'exfoliation Renaissance

Je pratique ce rituel de nettoyage depuis des années, car c'est mon meilleur " boost " lymphatique. Il faut toujours déplacer les toxines vers le cœur. Tout d'abord, je me brosse les chevilles, mollets, cuisses et fesses en faisant des mouvements circulaires vers le cœur, puis je me frotte le ventre dans le sens des aiguilles d'une montre. Ensuite, je poursuis avec les poignets et les bras, que je lève dans les airs pour terminer sous les aisselles de manière à m'assurer que la lymphe circule dans la bonne direction, soit vers les canaux thoraciques. Ceux-ci sont les autoroutes de la lymphe, situés sous les clavicules. Je frotte ensuite doucement mon sternum et je masse mes seins afin qu'ils puissent se drainer sous les bras. Ceci est excellent pour les seins. J'utilise ensuite les gels douche de ma gamme de produits afin d'apporter les huiles essentielles à mon corps quotidiennement.

La lymphe circule dans tout votre corps et elle est plus concentrée à certains endroits : l'aine, sous les bras, un pouce sous le nombril pour le côlon descendant et le système reproducteur, dans le bas de la poitrine et le sternum ainsi que sur les côtés du cou et de la mâchoire. La technique que je vous ai décrite est très revigorante.

Les gens qui viennent me voir et qui sont épuisés, stressés, léthargiques , en douleur et sans vie sont généralement trop intoxiqués et ont beaucoup de petites peaux mortes. La peau morte tombe lorsque je les masse. Je leur conseille d'exfolier leur peau, car elle n'est pas en mesure d'excréter les toxines. Ils s'en retournent donc chez eux avec un **gant Renaissance** et me remercient, car ils se sentent mieux, leur peau respire et elle est très douce.

Voici quelques-uns de mes gels douche pour le corps. Ils sont également parfaits en savon pour les mains.

Le kit de gels douche pour le corps Marina Mermaid (Aroma Marina)

Le gel douche *Creamsicle Citrus Splash* contient de la Vanille, de l'Orange douce, du Citron, du Pamplemousse et de la Lime dans une base de savon de castille, avec de l'huile de coco saponifiée, de l'huile d'olive, de l'huile de ricin, de l'huile de jojoba, de la glycérine et de la vitamine E.

J'ai découvert que les hommes aiment autant mon gel douche *Gladiator Awakening* (ndlt : le réveil du gladiateur) que les femmes, car c'est un excellent réveil matin. Il contient la même base de savon, avec des huiles essentielles vivifiantes de Menthe poivrée (*Mentha piperita*) et de Menthe verte (*Mentha spicata*). C'est le gel idéal pour le gladiateur en vous : il vous préparera à sauter dans l'arène et à vaincre les défis de la journée qui débute.

Le gel douche *Lavender de France* est un classique, qui permet de se détendre avec l'huile essentielle de Lavande. Il crée également une atmosphère de détente fabuleuse dans un bain de soirée. Mes clients apprécient l'odeur de Provence que ce gel apporte dans leur salle de bain. Pour en profiter le plus souvent possible, ils l'utilisent également en savon pour les mains.

Le gel douche *After Sex Glow* vous permet de conserver votre sourire après vos séances de " connexion " avec votre partenaire. Ce gel douche sensuel peut être utilisé pour le simple plaisir de son parfum exquis, ou bien avant un rendez-vous afin de stimuler vos phéromones naturelles et d'augmenter votre énergie sexuelle… Rrrr. L'huile essentielle magique et aphrodisiaque d'Ylang Ylang (*Cananga odorata*) est l'élément clé de ce gel douche purement sexy.

Le gel douche ✨*Buddha Yoga Fresh* est parfait pour vous préparer pour votre séance de yoga ou de méditation. L'huile essentielle de Citronnelle (*Cymbopogon*) qu'il contient aide à purifier la peau et le sang en plus de faire des merveilles pour contrôler la cellulite. J'utilise souvent cette huile essentielle en l'honneur de la déesse Tara Blanche pour la purification de l'être intérieur.

J'aime également utiliser de la lotion pour le corps afin d'avoir une peau douce, lisse et hydratée tout au long de la journée. Voici ma gamme de lotions pour le corps.

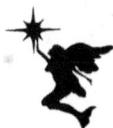

✨ Le kit de lotions pour le corps Marina Mermaid (Aroma Marina)

La lotion pour le corps ✨ *Creamsicle* contient des huiles essentielles de Vanille et de Mandarine.

La lotion ✨ *Marie-Jeanne de France*, avec de la Lavande française, en honneur de ma chère amie et mentor, fondatrice d'une compagnie prospère œuvrant dans le domaine des cosmétiques en France. Je t'aime !

La lotion ✨ *Aloha Mermaid* contient de l'huile sacrée de Kukui fraîche provenant d'Hawaii, ainsi que des essences de fleurs de Plumeria et de Gardenia . À chaque fois que je sens son parfum, cette lotion me transporte vers Hawaï, sur l'île de Maui, un de mes grands bonheurs.

La lotion ✨*After Sex Glow* honore notre sensualité avec du Ylang Ylang aphrodisiaque. Sucrée et sexy, elle est idéale autant pour les hommes que pour les femmes.

La lotion ✨*Buddha Yoga Fresh* purifie votre rituel du Namaste avec l'huile essentielle de Citronnelle et vous garde hydraté avec une sensation de propreté vivifiante.

La lotion ✨*Gladiator Awakening* procure une sensation de fraîcheur avec les huiles essentielles de Menthe Poivrée et de Menthe Verte.

Toutes ces lotions sont faites d'amour, d'aqua, de beurre de karité biologique, de beurre de mangue, d'huile d'amande douce (ou d'huile de noyau d'abricot si vous êtes allergique aux amandes) et de vitamine E.

Ces lotions sont également parfaites pour les mains. Gâtez-vous !

✸ La technologie Derma Ray

Il y a quelques années, j'ai découvert un appareil extraordinaire appelé le **Derma Ray** Technology, breveté par le Dr Charles McWilliams. J'avais un gros kyste dans mon sein gauche et le **Derma Ray**, combiné avec des huiles essentielles, l'ont réduit de 80% en seulement cinq séances. Chaque séance de 20 minutes consistait à glisser le **Derma Ray** sur mon aisselle et mon sein gauche. J'étais impressionnée et je me suis dit que je devais avoir cet appareil d'électro-fréquence à jet de protons.

J'ai contacté le Dr McWilliams et il m'a dit que je pourrais acheter cet appareil après avoir complété une certification et une des manières d'y arriver était de devenir une aromathérapeute certifiée, j'ai donc étudié l'aromathérapie et la technique du Derma Ray au *De Vita Wellness Institute of Living and Learning* à Toronto.

En 2005 j'ai eu la chance de suivre ma formation sur le **Derma Ray** avec Dre Sabina M. De Vita, auteure du livre *Electromagnetic Pollution, a Hidden Stress to your System*. Ce livre explique en détail comment se protéger de la pollution électromagnétique en utilisant des remèdes naturels, incluant notamment les huiles essentielles.

Ma formation intensive pour l'obtention de mon diplôme de praticienne holistique en aromathérapie m'a été donnée par Pat Antoniak, une merveilleuse aromathérapeute certifiée également infirmière d'expérience sur la Côte Ouest. Pat m'a encouragée à devenir membre de la BCAPA (British Columbia Association of Practicing Aromatherapists), de la BCAOA (British Columbia Alliance of Aromatherapists) et de la CFA (Canadian Federation of Aromatherapists). Pat surnomme ses étudiants anges de l'aromathérapie.

En 2006, on m'a dit que j'étais encore la seule personne de la Côte Ouest du Canada à posséder un appareil **Derma Ray**.

Le Massage Cellulaire

Le **Derma Ray** est un appareil d'électrothérapie à hautes fréquences. Dans un contexte thérapeutique, les hautes fréquences sont définies comme étant celles comprises dans la plage située entre quelques centaines de kilohertz (kHz) et quelques milliers de mégahertz (MHz). La combinaison de ces fréquences est appelée multiplexage de hautes fréquences.

L'appareil envoie des fréquences multiplexées au moyen de signaux électriques de faible intensité par une ampoule de verre appliquée sur la peau. Le courant électrique utilisé est de très basse intensité, donc on ne sent presque rien. Aucune contraction musculaire n'est provoquée.

Les ondes pénètrent facilement les couches supérieures de la peau, où elles provoquent un réchauffement. En stimulant les cellules léthargiques, elles les aident à absorber l'oxygène, à libérer les toxines et à atténuer la cellulite. Le jet de photons sortant de l'ampoule de verre dégage les blocages lymphatiques et amorce le drainage. Le balayage de fréquences crée des charges électrostatiques temporaires, qui dispersent les protéines sous-cutanées stagnantes qui provoquent de l'enflure.

Le Dr Eberhart, pionnier de l'électrothérapie par les hautes fréquences, décrivait la technique comme étant un massage cellulaire.

Au cours d'une séance **Derma Ray**, une grande quantité de photons et d'électrons sont dirigés vers la peau afin de stimuler l'activité enzymatique, le processus de guérison et l'oxygénation des tissus. La séance vous procurera également une sensation apaisante. Ce picotement apporte une chaleur et augmente généralement votre niveau de vitalité et d'énergie. L'appareil est modulable sur une échelle de un à onze afin de s'ajuster à la zone de confort de chaque individu. J'aime personnellement le niveau cinq. J'ai remarqué que plusieurs hommes choisissent le niveau huit, mais la plupart des femmes préfèrent le niveau cinq ou six.

Cette technologie produit de l'ozone au contact avec la peau et son effet nettoyant vous fait sentir frais et vivifié. J'utilise habituellement un mélange précis d'huiles essentielles selon la zone ciblée. Le **Derma Ray** aide le corps à absorber les huiles essentielles et augmente leur pouvoir de guérison dans votre métabolisme. J'utilise cette technologie sur la cellulite pour aider le corps à se débarrasser des toxines, à réduire l'enflure et à faire circuler la lymphe. C'est une technologie étonnante !

Avec l'expérience que j'ai du **Derma Ray**, j'ai remarqué que mes clients apprécient la sensation que procure la stimulation de leur circulation. Ils ressentent un mouvement sur le plan physique, comme si quelque chose était en train de changer. J'insiste sur les zones où je détecte de l'enflure. Mes clients ressentent une sensation vive de propreté et de fraîcheur après le traitement. Le **Derma Ray** prépare le corps à recevoir les huiles essentielles et les transporte rapidement dans le sang, ce qui est excellent pour purifier la peau.

Les fumeurs et les gens à la peau grasse remarqueront que leur peau laissera transpirer les toxines immédiatement. Le client et moi pouvons voir le résidu toxique épais et collant libéré par les pores de la peau directement sous nos yeux. C'est pourquoi j'ai toujours une compresse d'eau pour enlever les toxines ou la fumée des pores. Personne n'a besoin de me dire qu'il ou qu'elle fume, je peux le sentir ! C'est un très bon moyen de nettoyer son corps et de détoxiquer la peau, en plus d'être une technologie très douce.

Au cours des séances, je peux sentir les toxines qui sont libérées et les médicaments présents dans le sang de mes clients qui combattent le cancer. Avant le massage, je demande toujours à mon client s'il existe aussi une préoccupation ou un problème émotionnel précis dont il veut se libérer ce jour-là. Je m'imagine que mon **Derma Ray** est un petit soldat de lumière qui s'affaire à nettoyer mes clients.

Le **Derma Ray** aide à augmenter votre niveau d'oxygène. L'oxygénation est un excellent moyen de soulager les tissus cicatriciels et les points de suture à la suite d'une chirurgie. Ces blessures guérissent beaucoup plus rapidement grâce au **Derma Ray**. De plus, il aide à réduire l'inflammation et à guérir toutes sortes de blessures. Quand je travaille sur une blessure musculaire, j'applique des huiles essentielles diluées dans une huile de support, suivi par 15-20 minutes de **Derma Ray** et finalement une compresse d'eau chaude. Je peux réellement sentir la bosse réduire. Le **Derma Ray** est excellent pour les blessures sportives, comme celle d'un lanceur qui ne peut plus lever le bras ou celles d'autres athlètes avec des limitations dans leurs mouvements.

Une de mes clientes, Marci Harriot, est productrice à Vancouver. Elle adore mes massages aux huiles essentielles, en plus d'apprécier les traitements de réflexologie, les massages aux pierres chaudes et la séance de **Derma Ray** qui est incluse dans le forfait. Elle m'a dit se sentir rajeunie après chaque séance.

Quand Marci est venue me rencontrer pour la première fois, elle souffrait d'une blessure qu'elle s'était faite en planche à neige, et qui malgré les séances de physiothérapie ne semblait pas s'améliorer. Elle était consciente que sa guérison stagnait et que la quantité excessive de tissu cicatriciel affaiblissait son épaule. Marci est venue me rencontrer trois ans après sa blessure et dès que j'ai commencé à utiliser le **Derma Ray** sur son épaule, les résultats furent spectaculaires. Marci m'a affirmé

avoir entendu un craquement lors de la première séance, suivi d'un relâchement, ce qui a pavé la voie vers la guérison. Après six séances de 90 minutes, elle m'a annoncé que son épaule avait retrouvé toute sa force.

Le **Derma Ray** agit également sur la cellulite, aidant à la réduction et au ramollissement des cellules graisseuses. Mes clientes qui veulent vraiment voir une réduction de leur cellulite (surtout avant l'été) viennent pendant six semaines d'affilée au printemps. Nous concentrons les traitements de **Derma Ray** sur la cellulite, tout en instaurant un programme incluant des exercices, un nettoyage et un nouveau sport. Je leur recommande également d'augmenter leur consommation d'eau. Après six semaines, elles remarquent une grosse différence. Quelques-unes de ces femmes appliquent également un bronzage en vaporisateur sur leurs jambes sexy et la première chose que j'apprends est qu'elles ont un nouvel amoureux!

Avertissement : le Derma Ray ne peut pas être utilisé sur les **femmes enceintes ou sur toute personne portant un stimulateur cardiaque (pacemaker)**.

🐚 La Cellulite

La première fois que je vous masse, je m'assure d'évaluer votre niveau de cellulite. Lorsque vous êtes couchée sur le ventre après votre massage du dos, je pince délicatement le dos de vos cuisses pour évaluer le degré de votre cellulite. Si un léger pincement vous fait mal, cela veut dire que vos cellules graisseuses sont devenues trop dures et compactes et qu'il est temps de vous attaquer au problème. Plus d'eau, davantage d'exercices et un bon nettoyage s'imposent. ⭐ www.cleansing.marinadufort.com

Je suis toujours enthousiaste quand vient le moment de vous montrer comment masser une zone à traiter avec le ⭐ *gant Renaissance* et le mélange ❀ *Buddha Flush*. Souvenez-vous que la cellulite est un des gras les plus difficiles à dissoudre dans le corps humain. C'est une accumulation de vieux amas de cellules graisseuses qui se solidifient et durcissent tandis que les tissus environnants perdent de leur élasticité. La cellulite n'est pas qu'un problème de femmes, car j'ai déjà vu des hommes aux prises avec celle-ci. L'excès de gras est indésirable pour deux raisons :

1. Le poids excédentaire apporte une charge supplémentaire sur tous les systèmes du corps, incluant le cœur et le système cardiovasculaire ainsi que les articulations (genoux, hanches et colonne vertébrale)

2. Les toxines, métaux et résidus pétrochimiques tels que pesticides et herbicides s'accumulent dans les tissus graisseux. Ceci peut contribuer aux débalancements hormonaux, aux problèmes neurologiques et augmenter les risques de cancer. J'ai remarqué que la plupart de mes clients qui ont eu un cancer ont eu beaucoup plus de cellulite avant de tomber malades. Brosser la cellulite régulièrement est un bon moyen de dissoudre celle-ci.

❀ La gamme de produits Buddha Flush contre la cellulite

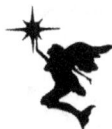

Commencez votre journée avec le gel douche à la citronnelle 🌿 **Yoga Buddha Fresh** afin de vous préparer à faire votre routine de salutation au soleil tout en réduisant

votre cellulite. Votre circulation sanguine sera stimulée très rapidement si vous massez vos cuisses avec le ✦*gant Renaissance* et le super mélange d'huiles essentielles contre la cellulite ❀ *Buddha Flush.* Après votre douche avec le gel 🐉 *Yoga Buddha Fresh,* asséchez-vous et appliquez le ❀ *Buddha Flush,* en prenant soin de faire de légers mouvements circulaires en direction du cœur tout en vous brossant. Vous ressentirez une chaleur sur la zone traitée lors de l'utilisation du produit, causée par le Poivre Noir (*Piper Nigrum*).

Cette huile essentielle est fantastique pour activer votre circulation et améliorer le drainage lymphatique. Le Pamplemousse (Citrus x Paradisi) aide à réduire la rétention d'eau en plus de faire fuir la cellulite grâce à sa capacité de brûler les graisses. L'huile de Cyprès (Cupressus sempervirens) possède également un effet bénéfique en tant que décongestionnant lymphatique puissant, un stimulant pour la mise en forme, en plus d'être une des meilleures huiles à utiliser si vous avez des varicosités ou des varices. L'huile de jojoba aide à la conservation du mélange et rend votre peau soyeuse.

Lorsque je vivais à Banff, dans les Rocheuses en Alberta, je faisais du vélo de montagne chaque jour, je buvais des tonnes de thé vert et je me massais les cuisses chaque jour avec des huiles essentielles …et je n'avais pas de cellulite. Lorsque je vivais à Osaka au Japon, pour étudier l'acupression au Shiatsu Academy of Osaka, j'utilisais mon charinko (un genre de bicyclette de grand-mère super lourde et vraiment pas sexy, très populaire pour faire les courses) et mon Dieu que ce dragon de fonte était lourd. Je transportais même mes amis ! Je n'avais aucune cellulite grâce à ce vélo, à la diète japonaise bien arrosée de thé vert et bien sûr, j'utilisais mon mélange ❀ *Buddha*

Flush. La bicyclette est l'ennemie jurée de la cellulite !

Mère Nature est là pour vous

Pour activer votre circulation sanguine et votre système lymphatique, la première étape est de modifier votre style de vie afin d'y inclure une sortie à l'extérieur pour votre communion quotidienne avec Mère Nature. J'adore faire des promenades vivifiantes en forêt ou sur le magnifique bord de mer à Vancouver. Il existe plusieurs sentiers en montagne sur la Côte Ouest de la Colombie-Britannique. Où aimez-vous marcher ?

Mes populaires et vivifiants petits inhalateurs m'aident à respirer plus profondément et à obtenir un " oumph " supplémentaire (mon onomatopée favorite). Encore une fois, j'insiste sur l'importance d'aller à l'extérieur et communier avec la nature, tellement ceci est vital.

La marche rapide avec l'inhalateur ✿ *Nose Job Sports,* à la Menthe verte et à la Menthe poivrée, me donne l'énergie pour continuer. Inhalez et allez marcher ou allez au gym pour vous tonifier.

Pour favoriser ma circulation, je fais de la marche rapide pendant quelques minutes tous les jours. Quand je travaille de longues heures debout à donner des massages, ma circulation ralentit. D'habitude, je ressens un picotement dans mes cuisses et mon abdomen quand je recommence à marcher vigoureusement. C'est un signe que je deviens trop sédentaire. Marcher ou pédaler sur un exerciseur elliptique fait circuler mon sang et ma lymphe, de sorte que l'enflure dans mes jambes ou mes chevilles disparait rapidement. Je sens la vie qui revient dans mon corps et cette sensation est merveilleuse. Le yoga est également bon pour la lymphe. Je m'assure toujours d'inclure du yoga dans mon programme d'exercices J'apprécie beaucoup le Yin Yoga, un excellent type de yoga qui aide à étirer doucement votre fascia. Il m'aide à me connecter avec mon être spirituel supérieur. Namaste.

J'aime me gâter et être à la mode quand je m'entraîne. La marque de vêtement ❀ *Spiritual Gangster* (USA) offre des vêtements extrêmement confortables avec un look d'enfer pour faire du yoga. Mon morceau préféré ces temps-ci est une camisole blanche avec les mots " Salute the Sun ". J'adore la porter et me sentir énergisée par les mots. Les mots ont un si grand pouvoir.

À la fin de la journée, je vous conseille de soulever vos jambes plus haut que votre cœur pendant un minimum de 10 minutes. Vous pouvez faire ceci en vous appuyant sur le mur avec vos jambes en l'air ou en vous couchant dans votre lit avec une pile de coussins sous vos genoux et vos pieds. Gardez la position pendant 10 minutes et vous sentirez l'enflure quitter votre corps. Si vous êtes déshydratée, si vous êtes debout depuis trop longtemps, si vous faites de la rétention d'eau à cause d'un SPM ou si vous ne faites pas suffisamment d'exercices votre circulation stagne et vous avez besoin d'un redémarrage. Si vous massez vos chevilles avec ❀ *Buddha Flush,* elles rétréciront. À bas les chevilles grosses comme des melons d'eau.

🐚 L'hypertension

Quand votre pression est trop élevée, il y a de fortes probabilités que vous viviez trop de stress, crouliez sous les responsabilités, et il y a possiblement dans votre vie de l'alcool, le tabagisme, le café, un mode de vie sédentaire, une nutrition déficiente ou de l'obésité. Tous des maux de la vie moderne.

J'ai beaucoup d'amis qui ont une pression élevée et la meilleure huile pour les calmer est la splendide huile essentielle de Lavande (*Lavandula angustifolia*). Ils réagissent très bien à cette huile, soit par inhalation ou par l'application de la lotion *Marie-Jeanne de France*, deux excellents moyens de régler le problème.

La Lavande est une huile avec un bon potentiel hypotenseur. J'aime utiliser la Lavande, le Néroli, la Bergamote, la Camomille, l'Ylang Ylang et l'Orange pour aider à prévenir la haute pression. Le meilleur moyen d'inclure ces huiles dans votre quotidien à la maison ou au travail est l'utilisation d'un diffuseur.

L'hypotension

Quand votre pression chute, cela signifie que vous êtes exténué (physiquement ou émotionnellement). Vous n'avez pas besoin d'huile essentielle de Lavande dans votre vie. Vous avez plutôt besoin de Thym, Romarin, Citron, Gingembre, Pin et Clou de girofle. Inhalez quelques gouttes de ces huiles diluées dans de l'eau dans un diffuseur pour vous aider à vous sentir énergisé. Vous pouvez également utiliser une seule de ces huiles à la fois.

Une manière facile et agréable d'obtenir les bienfaits des huiles essentielles est d'utiliser un diffuseur ultrasonique à la maison ou au travail.

Diffuser les huiles essentielles

J'aime beaucoup le *Mist de Light diffuseur et lampe*

brumisateur ultrasonique. Ce diffuseur est différent, car contrairement à la plupart des diffuseurs qui chauffent les huiles essentielles, celui-ci diffuse les huiles par un procédé ultrasonique. Ce procédé, contrairement au chauffage, n'altère pas les huiles essentielles. L'appareil est également un humidificateur, qui rafraichit l'air et empêche votre peau et votre nez de s'assécher pendant l'hiver. Garder l'air humide diminue également la transmission des virus.

Le diffuseur est équipé de lampes DEL aux couleurs apaisantes et ionise l'air ambiant, créant des ions négatifs, qui produisent des vibrations positives aidant à vous garder de bonne humeur. Selon Denis Mann, qui collabore au site Web MD, les ions sont des atomes ou molécules qui ont gagné ou perdu une charge électrique. Dans la nature, les molécules d'air se séparent à cause de la lumière du soleil, de la radiation, du vent ou de l'eau en mouvement. Vous êtes exposé aux ions négatifs au sommet des montagnes et à la plage. Les ions négatifs font augmenter le taux de sérotonine et le débit d'oxygène au cerveau. La sérotonine est une molécule produite par le corps qui améliore l'humeur, soulage la dépression et le stress et qui augmente le niveau d'énergie. Le diffuseur ultrasonique est l'outil le plus près de la perfection que j'ai trouvé pour diffuser vos précieuses huiles essentielles. **Souvenez-vous qu'ions négatifs=vibrations positives**.

🐚 Saignements

Un tout petit mot à propos des saignements. Si vous vous coupez, le moyen le plus rapide d'arrêter le saignement est d'appliquer une ou deux gouttes sur la blessure d'une de ces huiles essentielles aux propriétés hémostatiques : Citron, Géranium, Lime, Eucalyptus, Cyprès ou Rose. Leur rapidité d'action est étonnante. Je garde quelques-unes de ces huiles dans mon réfrigérateur de sorte que j'en aie toujours une sous la main si je me coupe sur les doigts. Elles sont également excellentes pour arrêter les saignements du nez. Appliquez quelques gouttes sur un mouchoir et inhalez une de ces huiles pour arrêter le saignement rapidement.

Les ecchymoses (bleus)

Si vous avez tendance à vous faire des bleus facilement, la cause la plus fréquente est une carence en vitamine C. Le meilleur moyen d'atténuer un bleu est d'y appliquer de la glace ou une compresse froide immédiatement. Ensuite, vous pouvez appliquer quelques gouttes d'huile essentielle de Romarin, de Poivre noir ou de Gingembre mélangées avec un peu d'huile végétale.

Note : à partir d'ici, je vais me référer à l'utilisation d'huile végétale plusieurs fois. Ceci signifie que n'importe quel type d'huile végétale comestible fait l'affaire. Par contre, au lieu d'utiliser de l'huile de maïs ou de canola, votre meilleure option est d'utiliser de l'huile d'olive vierge ou extra-vierge, ou bien de l'huile de pépin de raisin.

Mélange maison anti-varices

Les gens qui restent debout toute la journée ont davantage de risques de développer des varices puisque leur sang ne peut pas circuler. Une marche sur l'heure du dîner est vitale pour vous aider à redémarrer votre circulation. Si vous avez des varices, vous possédez probablement des bas de support. Ils aident, mais ne peuvent pas régler le problème. Si vous avez à prendre l'avion, assurez-vous de transporter une bouteille d'huile essentielle de Menthe Poivrée, Cyprès, Citron ou de Géranium dans votre bagage de cabine.

Avant l'embarquement, allez à la salle de bain et masser quelques gouttes sur vos chevilles et vos jambes, en faisant des mouvements vers le haut, puis mettez vos bas de compression. Lavez vos mains et montez à bord sachant que ce petit rituel vous épargnera le désagrément des chevilles et des jambes enflées. Surtout, ne touchez pas vos yeux si vous avez de l'huile de Menthe poivrée sur les mains ! À la maison, vous pouvez utiliser cinq gouttes de ces huiles dans deux cuillères à soupe d'huile végétale et masser vos chevilles et vos jambes le soir avec ce mélange.

Le Mélange Maison Anti-Varices : Ajouter cinq gouttes de chacune de ces huiles : Menthe Poivrée, Cyprès, Citron et Géranium dans deux cuillères à soupe d'huile végétale. Masser sur les chevilles et les jambes doucement en faisant des mouvements en direction du cœur.

J'aime également mélanger trois gouttes d'huile essentielle de Fenouil avec trois gouttes de Cyprès et trois gouttes d'Hélichryse (également appelée Immortelle), qui est l'huile la plus réputée pour ses propriétés anti-inflammatoires. Mélanger ces trois huiles dans une cuillère à soupe d'huile végétale et appliquer sur la varice.

🐚 Bain de pieds chaud/froid

Prenez un bain de pieds dans un bol d'eau très froide avec 2 gouttes de Lavande pendant cinq minutes. L'eau froide fait contracter les vaisseaux sanguins. Ensuite, mettez vos pieds dans un bol d'eau chaude avec deux gouttes d'huile essentielle de Géranium. L'eau chaude dilate les vaisseaux sanguins, aidant le sang à circuler dans le corps. Massez ensuite le mélange anti-varices sur vos jambes et chevilles et maintenez vos jambes surélevées pendant dix minutes. <u>Ne jamais appliquer de pression sur des varices.</u>

La peau étant votre plus gros organe, elle reflètera à l'extérieur ce qui se passe à l'intérieur. Vous êtes responsable de votre style de vie. Votre peau est influencée par votre consommation d'eau, votre nutrition, par les stimulants comme le café, le thé, l'alcool et le tabagisme. Il est de votre responsabilité de contrôler votre exposition au soleil, votre sommeil, le gain ou la perte de poids, le niveau de stress, les fluctuations hormonales et la quantité de médicaments que vous consommez. Plusieurs facteurs entrent en jeu pour créer une belle peau saine ou au contraire une peau sèche, grasse ou irritée.

Il faut 28 jours aux couches de votre peau pour passer du derme aux couches supérieures de l'épiderme. L'exfoliation aide à éliminer les cellules mortes, ce qui en fait un procédé très bon pour la santé de la peau. Lorsque je vivais au Japon, je fréquentais un immense onsen/spa japonais appelé New Japan, où les femmes peuvent se baigner dans différents bassins avec des eaux minérales, salées, froides et chaudes. Je prenais toujours l'exfoliation. Ils vous donnent un G-string en plastique que vous devez porter pendant que vous êtes allongée sur une table et que deux femmes japonaises vous exfolient le corps en utilisant du savon et des billes de sel. Elles vous arrosent ensuite avec de l'eau très froide et la peau devient fraîche et très douce.. Je me sentais vraiment mieux après chaque séance. Domo Arigato !

En général, le moins de produits chimiques vous utiliserez sur votre visage, mieux vous vous porterez. Mon objectif principal est de vous faire garder le sourire. J'ai donc créé trois vaporisateurs pour le visage qui aideront à illuminer et à augmenter la vibration de votre peau.

❀ Ablution matinale Salute the Sun

Mélange 10 ml/vaporisateur 10 ml

Cette magnifique bruine est une brise fraîche d'huiles essentielles exquises qui aidera votre peau à entreprendre la journée. Le parfum de Citron frais (*Citrus limonum*) vous rend plus fort. Le Citron étant la version masculine de l'orange, c'est une huile essentielle très yang qui propulsera votre journée dans l'action avec un " boost " immunitaire. C'est également un bon astringent.

J'ai ensuite ajouté le Néroli (*Citrus aurantium var.amara*), également une huile essentielle plutôt masculine, qui vous soutiendra comme un ange en vous rendant de bonne humeur pour la journée. C'est une huile qui est bénéfique pour tous les types de peau. Finalement, le sensuel Jasmin (*Jasminum officinalis*), pour ses propriétés aphrodisiaques, sa capacité à adoucir la peau et parce qu'il convient aux peaux sèches et sensibles.

Il est possible d'acheter le mélange ❀ *Salute the Sun* préparé avec de l'huile de jojoba dans un format de 10 ml et simplement utiliser huit gouttes du mélange dans 10 ml d'eau dans une bouteille avec vaporisateur. Vaporisez chaque matin et apportez-le avec vous. Remplissez votre vaporisateur avec le mélange de base.

❀ Ablution de l'après-midi Green Wing

Mélange 10 ml/vaporisateur 10 ml

Ce mélange me procure le voyage olfactif le plus stimulant qu'il existe afin de me faire sourire tout l'après-midi. C'est une bruine très tonifiante, utile quand vous vous sentez léthargique au travail. Votre peau l'adorera. Le premier ingrédient, le Cyprès (*Cupressus sempervirens*), est astringent et vous libèrera de vos soucis. Même les poches sous vos yeux s'amélioreront. L'arôme du Cyprès me transporte en forêt.

Ensuite, la Lime (Citrus latifolia), un tonique digestif merveilleux qui aidera à combattre l'apathie et la léthargie qui surviennent souvent après le dîner. C'est une huile fantastique contre la fatigue, pour vous protéger des virus qui courent au bureau en plus d'être un bon outil pour contrôler l'excès de sébum sur la peau. Finalement, la Menthe poivrée (Mentha piperita) est une aide superbe pour la digestion, en plus de vous aider à garder l'esprit clair, concentré. La menthe poivrée garde également votre peau fraîche et sans bactéries.

Procurez-vous le mélange en format 10 ml préparé avec de l'huile de jojoba et mélangez huit gouttes de celui-ci dans 10 ml d'eau dans votre bouteille-vaporisateur. Vaporisez votre ❀ *Green Wing* sur votre visage et ressentez l'amour et la protection de cet ange d'aromathérapie.

✿ Ablution du soir White Wing

Mélange 10 ml/vaporisateur 10 ml

Ce mélange aide à restaurer un équilibre naturel après votre douche du soir. Utiliser ✿ *White Wing* est le moyen idéal de se préparer pour une bonne nuit de sommeil. La Lavande (Lavandula angustifolia) vous aide à relaxer et à lâcher prise. Elle apaise et guérit votre peau, en plus d'être antiseptique. Elle est surnommée " la mère de toutes les huiles essentielles ", car elle est recommandée pour une multitude de conditions. La Lavande nettoie et relaxe votre peau avant le sommeil.

L'Orange (*Citrus sinensis* ou *aurantium*) régénère la peau grasse, mature ou stressée. C'est une huile essentielle très joyeuse! Ce mélange est puissant et l'huile essentielle de Bois de santal (*Santalum album*) qu'il contient le rend fabuleux pour la peau sèche ou irritée. L'Orange irradie votre système nerveux central avec une vibration calmante tout en procurant de l'élasticité à votre peau.

Profitez des bienfaits du mélange ✿ *White Wing* à la fin de votre journée effrénée ou bien avant d'aller au lit. Tout comme l'Archange Michael, c'est un protecteur pendant votre sommeil. Bonne nuit !

*Le monde que nous
avons créé est un
produit de notre pensée.
Nous ne pouvons pas
le changer sans changer notre façon de penser.*

— *Albert Einstein*

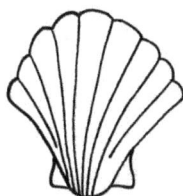

Coquillage #5

Éliminer de manière naturelle les maux de tête et les migraines

Combien parmi vous souffrent de maux de tête ? Et combien d'entre vous attrapent instinctivement une bouteille de médicaments pour régler le problème ? Levez la main si vous préfériez utiliser la médecine naturelle !

Saviez-vous que 38 % de la population souffre de maux de tête toutes les deux semaines ? Les maux de tête sont très fréquents chez 85 % des gens. Vous pouvez souffrir de maux de tête ordinaires, de maux de tête gastriques ou reliés à la faim, de maux de tête de tension ou de stress, de maux de tête dus aux sinus congestionnés et de maux de tête reliés à un débalancement hormonal. La déshydratation et la tension musculaire peuvent également causer des maux de tête. Il y a ensuite les migraines, un des types de douleurs à la tête les plus tenaces. Par les maux de tête, votre corps vous envoie un signal clair d'arrêter ou de ralentir. Assurez-vous de boire beaucoup d'eau. Fermez les yeux et prenez de grandes respirations, c'est bon pour vous. J'appelle cela la pause régénération des neurones !

🐚 Les maux de tête ordinaires

Quand un mal de tête survient, vous pouvez inhaler des huiles directement à partir de la bouteille pendant quelques minutes pour un soulagement rapide. Si le mal de tête est plus intense, vous pouvez mettre une goutte de Menthe poivrée et une goutte de Lavande dans votre main gauche et ensuite frotter vos mains ensemble dans le sens des aiguilles d'une montre pour élever la fréquence de vibration des huiles. Placez ensuite vos mains par-dessus votre nez et respirez... ahhhhh. Ne touchez surtout pas à vos yeux !

Vous pouvez également mélanger trois gouttes de Lavande et une goutte de Menthe poivrée avec une goutte d'huile végétale et masser ce mini-mélange sur vos tempes et sur la base de votre crâne, près de la ligne des cheveux. Il est aussi possible de mettre les huiles sur un mouchoir et de l'agiter devant le nez. Il y a également un point de pression situé entre le pouce et l'index que vous pouvez pincer afin de libérer les toxines. Ce point de pression est très populaire en Shiatsu pour le soulagement des maux de tête et avec la combinaison des huiles essentielles de Lavande et de Menthe poivrée il est encore plus puissant.

🐚 Les remèdes contre les maux de tête d'origine gastrique

Vous êtes invité dans un restaurant chinois pour une fête. Vous mangez et soudainement vous avez un mal de tête, possiblement causé par le MSG (Le MSG est un rehausseur de saveur), que vous ne consommez pas habituellement. Une autre situation possible est l'apparition d'un mal de tête lorsque vous mangez un aliment qui n'est pas compatible avec votre métabolisme. Mélangez une goutte de Lavande, deux gouttes de Menthe poivrée et une goutte de Romarin. Ce mélange synergétique est prêt à l'utilisation. Utilisez une goutte de ce mélange sur un mouchoir et inhalez doucement. Vous pouvez également utiliser trois gouttes du mélange pour une inhalation avec de la vapeur. Faites bouillir de l'eau, versez-la dans une tasse et ajoutez trois gouttes du mélange. Respirez la vapeur lentement. Ceci est un excellent moyen de se sentir mieux <u>rapidement</u>.

🐚 La recette pour les maux de tête de tension ou de stress

Combinez une goutte de Camomille et trois gouttes de Lavande avec une goutte d'huile végétale. Massez une goutte de ce mélange sur vos tempes, la base de votre crâne et sur la ligne des cheveux. Si vous êtes d'humeur aventureuse, vous pouvez créer un mélange pour le ventre avec trois gouttes de Lavande, deux gouttes de Citron et une goutte de Géranium dans une cuillère à soupe d'huile végétale et masser le tout sur votre abdomen dans un mouvement circulaire dans le sens des aiguilles d'une montre. Cette méthode détend votre plexus solaire et dissipe doucement la tension dans votre tête.

🐚 Un soulagement pour les maux de tête causés par la congestion des sinus

Si vous êtes congestionné et malade, les huiles suivantes combinées avec l'inhalation de la vapeur fait des merveilles. Mélangez une goutte de Menthe poivrée, une goutte de Thym et trois gouttes de Romarin dans une tasse d'eau chaude puis inhalez doucement pendant quelques minutes. À présent, vous pouvez enfin respirer. Assurez-vous d'inhaler lentement et que l'eau ne soit pas bouillante. Soyez toujours prudent et alerte quant à la température idéale pour votre nez, et fermez vos yeux quand vous inhalez.

Si le temps vous manque, mélangez une goutte d'Eucalyptus, une goutte de Géranium et deux gouttes de Romarin et mettez une goutte de ce mélange sur un mouchoir, pour ensuite inhaler autant de fois que possible.

Si vous êtes malade à la maison, vous pouvez opter pour la totale : le mélange maison ❀ *Nurse Blend* (ndlt : Mélange Infirmière) qui est composé de deux gouttes d'Eucalyptus, cinq gouttes de Géranium, trois gouttes de Menthe poivrée et cinq gouttes de Romarin. Agitez vigoureusement et mélangez cinq gouttes du mélange ❀ *Nurse Blend* dans une cuillère à soupe d'huile végétale. Massez ce mélange sur votre cou, en arrière et en avant des oreilles, sous le nez, sur le front et sur les pommettes afin d'aider vos sinus à éliminer les bactéries.

🐚 Le soulagement de la migraine

Quand la migraine apparait, il est temps de relaxer et de prendre une pause. Est-ce que vous avez l'impression que votre tête va exploser ? Faites la promesse d'être doux avec vous-même car votre corps vous demande de la douceur et de l'attention. Mélangez cinq gouttes d'Eucalyptus, cinq gouttes de Pamplemousse avec cinq gouttes de Lavande dans votre main gauche et ensuite frottez vos mains ensemble, placez- les au-dessus de votre nez et inhalez plusieurs fois et faites une pause. Vous pouvez aller relaxer seul dans votre voiture sur l'heure du dîner si vous êtes au travail, ou vous mettre à l'écart pour une courte détente.

🐚 Headache Gooone

Le super mélange 🌸 *Headache Gooone* est un moyen simple de se débarrasser naturellement des maux de tête. 🌸 *Headache Gooone* peut être utilisé pour masser le cou, la mâchoire, le crâne, la ligne des cheveux, l'abdomen et les chevilles. Le massage est fantastique contre les maux de tête hormonaux. L'application d'une goutte sous le nez est également recommandée. Ce mélange, fabriqué d'avance " **juste pour vous** ", est préparé avec de l'huile de jojoba. Il est offert dans une bouteille de 10 ml. Le format en vaporisateur, très efficace, a un effet rafraichissant et analgésique. Vaporisez-en un peu, avancez dans le nuage et inhalez avec joie.

Lavande

Lavande : note de cœur, calmante. Nom botanique : *Lavandula angustifolia, Lavandula officinalis*

Sécurité : il est préférable d'attendre **les quatre derniers mois de la grossesse avant de l'utiliser**. Puisque cette huile aide à abaisser la pression sanguine, il est préférable de l'éviter si vous faites déjà de **la basse pression**. Utiliser avec parcimonie évitez l'excès, non toxique, non irritant, non sensibilisant.

La Lavande est pour moi une huile essentielle thérapeutique très puissante. Elle apporte calme et équilibre à votre système nerveux. Au Moyen-Âge, les promoteurs de la Lavande étaient divisés en deux clans distincts : ceux qui l'associaient à l'amour et la chasteté, et ceux qui lui prêtaient des vertus aphrodisiaques.

La Lavande est utilisée par la médecine traditionnelle pour de nombreux usages, et ce, depuis fort longtemps. Toute la plante est fortement aromatique : chaque fois que je vois de la Lavande, j'écrase doucement quelques feuilles effilées ou quelques fleurs mauves entre mes mains et je les reniffle comme le chien le plus comblé de la planète ! Si j'étais moins timide, je me roulerais dedans !

J'ai visité des champs de Lavande en France et j'ai eu la chance de cueillir ces fleurs à La Marmande, près de Bordeaux à " Le petit Bardèche ", grâce à l'hospitalité de mes amis Norvégiens, les familles Rorvik et Vigander. Jetez un coup d'œil à leur site web à l'adresse http://www.holidaycottagesandvillas.com.

Merci Mon Dieu pour la Lavande de France ! C'est une merveille pour soulager les maux de tête. La Mère de toutes les huiles essentielles.

Menthe Poivrée

Menthe poivrée : Note de tête. Nom botanique : *Mentha piperita*
Sécurité : N'est pas compatible avec les traitements homéopathiques. Ne pas utiliser si vous êtes **enceinte ou si vous allaitez**, car elle arrêtera la production de lait. Peut causer de la sensibilité à cause de la haute concentration de menthol. **Évitez l'excès. Ne pas utiliser sur les bébés ou les jeunes enfants**.

La Menthe poivrée est un excellent analgésique et elle est utilisée depuis des siècles pour améliorer la concentration, rafraichir l'haleine, soulager les problèmes digestifs et les maux de tête. C'est un anti-inflammatoire extraordinaire. Dans son livre ✴ *Aromatherapy*, Roberta Wilson nous éclaire sur l'origine du nom de la Menthe poivrée. Elle écrit : " Dans la mythologie romaine, quand Pluton avoue son amour pour la nymphe Mentha, sa femme, Perséphone, était tellement jalouse qu'elle écrasa Mentha, la transformant en poussière sur le sol. Pluton, incapable de la ramener sous forme humaine, la transforma en plant de Menthe poivrée et lui donna un arôme frais de sorte qu'un doux parfum s'en échappe à chaque fois qu'elle serait écrasée. "

Quand je travaillais dans l'industrie du film, les gens savaient que j'étais aux alentours, car j'utilisais toujours de la Menthe poivrée, pour rester alerte. Ça réveille totalement ! J'adore utiliser cette huile par inhalation ou par application directe pour réduire la douleur.

Menthe Verte

Menthe verte : Note de tête. Nom botanique : *Mentha spicata*

Sécurité : **À éviter durant la grossesse et ne pas utiliser sur les bébés ou les jeunes enfants. Tout** comme la Menthe poivrée, elle diminue la production de lait et interfère avec les traitements homéopathiques.

À mes yeux, la Menthe verte est la petite cousine de la Menthe poivrée, avec sensiblement les mêmes propriétés, mais avec moins de puissance. J'adore utiliser la Menthe verte en vaporisateur pour soulager les maux de tête et les migraines. C'est l'odeur de la gomme Juicy Fruit® pour rafraîchir votre cerveau. Très vivifiante, elle se marie bien avec la Menthe poivrée et la Lavande.

Je souhaite partager avec vous la belle histoire de Christian White, le sceptique ultime envers la médecine naturelle et maintenant un utilisateur heureux d'huiles essentielles.

" *Dire que ma vie est mouvementée serait un euphémisme. Aider les gens est une passion pour moi et je suis conseiller financier depuis plus de dix ans. J'étudiais chaque détail dans l'objectif d'optimiser mes affaires et mon temps… et lors de cette quête j'ai rencontré Marina !*

Toute ma vie j'ai été sceptique face à tout ce qui ne peut pas être prouvé scientifiquement, alors quand j'ai rencontré Marina et que j'ai été introduit à l'aromathérapie, j'étais encore un sceptique. À ma première séance avec elle j'ai eu un massage de relaxation aux huiles essentielles, car je travaillais beaucoup et je souffrais de maux de tête et de légers maux de dos. J'avais essayé la chiropractie, des massages de différentes sortes et l'acupuncture. Toutes ces approches n'avaient pas donné les effets escomptés hélas !

Mais Marina m'a fait découvrir les bienfaits naturels des huiles essentielles de Menthe poivrée et de Menthe verte avec l'utilisation de son inhalateur appelé **Nose Job Sports**.

Voici mon histoire… Travaillant de longues heures à chercher et à rencontrer des clients, je me retrouvais toujours à la recherche d'un moyen pour me donner un regain d'énergie dans l'après-midi, surtout lors de journées qui s'éternisaient. Mon réflexe habituel était d'aller m'acheter un café Starbucks pour m'aider à finir mon travail. C'était un bon moyen à court terme, mais ensuite mon énergie s'écroulait à nouveau. Marina m'a alors suggéré d'essayer son inhalateur **Nose Job** *à la Menthe verte. J'avais des doutes. Cependant, maintenant je n'ai plus besoin de boissons caféinées, car j'utilise l'inhalateur de Marina. J'en conserve un au bureau, un à la maison et un dans mon automobile. Quand une baisse d'énergie se fait sentir ou que je dois me préparer pour une réunion importante, j'utilise l'inhalateur pour dégager mes voies respiratoires et ça améliore vraiment ma concentration !*

Il m'est arrivé une drôle d'histoire il y a quelques mois alors que je lisais à la bibliothèque publique de Vancouver. Je terminais ma lecture de la journée et comme je commençais à être fatigué, j'ai mis la main sur mon inhalateur **Nose Job***, que je traine avec moi. À certains moments je reniflais l'inhalateur toutes les 15 minutes… c'est alors que j'ai remarqué que le garde de sécurité passait souvent près de moi et à chaque fois je le regardais aussi pour voir ce qu'il faisait. À la septième ou huitième visite, j'ai pris mon inhalateur et j'ai inhalé rapidement. Il s'est alors arrêté brusquement, m'a pointé du doigt et m'a accusé d'utiliser de la drogue ! J'ai ri… pas lui. Je lui ai alors expliqué ce que c'était et je lui ai montré l'étiquette. C'est seulement à ce moment-là qu'il s'est mis à rigoler.*

Je suis maintenant un consommateur avide d'huiles essentielles, car Marina veille toujours à ce que je libère mes tensions (je m'entraîne à cinq heures du matin cinq fois par semaine et je joue au golf). Elle s'assure que je la rencontre tous les 21 jours pour mes deux heures de relaxation incluant : une séance d'aromathérapie et un bain de pied qui aident à la détoxication de mon organisme. Je perds également du poids et je suis de plus en plus fort grâce à mon niveau élevé d'énergie.

Si vous êtes sceptique, cynique ou qui vous avez des doutes concernant les pouvoirs de guérison par l'aromathérapie combinée aux massages thérapeutiques et à la détoxication, je vous suggère fortement d'essayer la recette secrète de Marina. Je l'ai fait et je ne suis jamais revenu en arrière. "

Christian White, Directeur de division, Groupe Investors

Christian.White@investorsgroup.com

Profitez du mélange **Headache Gooone** en formule liquide ou en vaporisateur. Afin d'éviter les maux de tête, assurez-vous de boire beaucoup d'eau chaque jour et prenez le temps de respirer profondément pour apporter de l'oxygène à votre corps. Jurez de ne plus jamais respirer superficiellement !

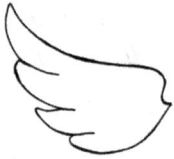

L'Univers remuera ciel
et terre afin de réaliser
vos souhaits

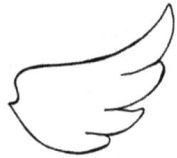

— Abraham Hicks

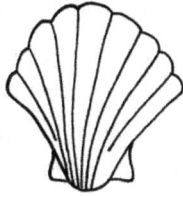

Coquillage#6

Des solutions rapides, faciles et puissantes pour contrer la constipation, les gonflements, les brûlements d'estomac et les parasites

Le système digestif est vraiment formidable… quand il fonctionne bien. Le système gastro-intestinal commence par la bouche et se termine par le rectum, mesurant en tout près de 25 pieds. Heureusement pour vous, le chemin que votre nourriture parcourt pour traverser votre corps se fait tout en douceur.

La Constipation

Enfant, j'étais très sensible et souvent constipée. Je passais des heures assise sur la toilette en attendant un miracle. Mon alimentation faisait certainement partie du problème. Je n'aimais pas les fruits et les légumes. J'ai grandi au Québec et j'étais friande de sauce, friture, viande, sucre, produits laitiers et de pain. L'eau ne faisait pas partie de mes premiers choix non plus. J'ai étudié la nutrition pendant des années et c'est avec ces connaissances que je me suis enfin libérée de mon problème.

Je m'assure que des quantités impressionnantes de liquide traversent mon système gastro-intestinal chaque jour. J'adore commencer la journée avec un verre d'eau fraîche et un peu de jus de citron, un aliment alcalinisant, qui nettoie mes intestins. J'aime aussi masser mon ventre en faisant des mouvements circulaires dans le sens horaire avec de l'huile végétale (une cuillère à soupe) et cinq gouttes d'huile essentielle de Patchouli (*Pogostemon cablin*). Cette huile a un excellent pouvoir nettoyant pour les intestins. En prime, c'est également un aphrodisiaque…

❀ Mélange Anti-Constipation

Boire une tasse d'eau chaude préparera le ventre à se détendre. Lorsque vous êtes à la maison ou en voyage et que vous vivez un problème de constipation, vous pouvez mélanger trois gouttes de Bois de santal (*Santalum album*), trois gouttes de Poivre noir (*Piper nigrum*), trois gouttes de Gingembre (Zingiber officinalis) et trois gouttes de Pamplemousse (*Citrus x paradisi*) avec deux cuillères à soupe d'huile végétale.

Appliquez ce mélange sur votre ventre en faisant des mouvements circulaires et vous pourrez bientôt sentir le péristaltisme qui s'éveille. Le mouvement ondulatoire des muscles de votre système digestif commencera. Alléluia ! Ça bouge enfin.

Lorsqu'un client est allongé sur ma table de massage, je lui demande comment se porte sa digestion. Dépendamment de la réponse, je lui offre un de mes mélanges à appliquer sous forme de compresse abdominale afin de soulager son inconfort. Le mélange " Flow " aide le système digestif à s'activer.

🐚 Constipation : ❀ Mélange Flow

Ce mélange contient du Bois de santal (*Santalum album*). Cette huile est très relaxante et réconfortante. Lorsque j'étais plus jeune, ma belle-mère Huguette, (l'épouse de mon père) qui étudie la philosophie chamanique, m'a dit que je m'accrochais peut-être trop à mon passé quand je manquais de régularité. Maintenant que j'ai grandi, cette affirmation m'apparait logique. Le Bois de santal m'aide à laisser aller le passé, qui s'avère parfois être un lourd fardeau.

Ensuite, j'y ajoute trois gouttes de Poivre noir (*Piper nigrum*). Ce superbe antidote aux blocages vous aidera à ouvrir la voie tel un chasse-neige fiable, car le Poivre noir est un excellent stimulant pour la circulation en général. Par la suite, j'ajoute trois gouttes de Gingembre (*Zingiber officinalis*). Lorsque je vivais au Japon, j'adorais manger de grandes quantités de gingembre. Je mangeais beaucoup de sushis et j'étais au courant de l'importance de masquer l'odeur du poisson, mais il y a également une importante valeur thérapeutique pour le système digestif à ajouter du gingembre. L'huile de Gingembre est très concentrée et atténue beaucoup les maux reliés au ventre. Elle est vraiment divine pour tous les gens qui ont des problèmes de constipation.

Pour ajouter une touche d'agrume, j'ajoute trois gouttes de Pamplemousse (Citrus x paradisi). J'adore la famille des agrumes. Le Pamplemousse est rafraichissant et il est excellent pour remonter le moral et dissoudre toute résistance dans le corps. Je mélange ces huiles dans une bouteille de 10 ml avec de l'huile de noyau d'abricot de qualité, car celle-ci possède des vertus anti-inflammatoires.

J'utilise huit gouttes de ce mélange sur le ventre de mes clients, que je masse avec des mouvements circulaires dans le sens horaire avec des pierres chaudes, puis j'applique une compresse chaude pendant dix minutes. On rigole souvent car à ce moment là l'intestin commence à produire des bruits et des sons bizarres. Ne soyez pas surpris si vous avez besoin d'aller à la toilette juste après la séance !

Le Fenouil, la Marjolaine, le Genièvre, la Cardamome, la Menthe Poivrée, la Menthe verte, le Romarin et tous les agrumes sont excellents pour stimuler l'élimination des déchets. Lorsque le besoin se fait sentir, vous pouvez mélanger une de ces huiles avec une cuillère à soupe d'huile végétale et masser votre ventre avec cette préparation.

🐚 Indigestion et brûlures d'estomac : mélange Digestive Warrior

Les brûlements d'estomac se produisent lorsque l'acide contenu dans votre estomac remonte à travers le sphincter sous votre sternum après un repas. Ceci provoque une sensation de brûlure dans la poitrine. Ce phénomène s'appelle le reflux gastro-œsophagien et il apparait surtout chez les gens ou le tonus musculaire du sphincter est diminué, gardant le sphincter ouvert. Le meilleur moyen d'y remédier rapidement est de frotter la partie supérieure de votre abdomen avec ce mélange :

Eucalyptus (*Eucalyptus globulus*)	2 gouttes
Menthe poivrée (*Mentha piperita*)	1 goutte
Fenouil doux (*Foeniculum vulgare var. dulce*)	2 gouttes

Mélanger avec 1 cuillère à soupe d'huile de jojoba

Si vous ne voulez pas transporter toutes ces huiles essentielles dans vos bagages, assurez-vous d'apporter le mélange ✾ *Digestive Warrior* (Eucalyptus, Menthe poivrée, Fenouil doux et jojoba). Lorsque vous souffrez de brûlements d'estomac, massez huit gouttes du mélange sur la partie supérieure de votre abdomen et appliquez une compresse chaude sur la zone pendant 10 minutes.

🐚 Côlon irritable

J'ai des amis qui souffrent d'un côlon irritable. Lorsqu'ils sont trop stressés, leurs intestins deviennent un champ de bataille, avec des spasmes très douloureux et des crampes dans le bas du ventre, accompagnés de diarrhée. Dans ces cas, je recommande l'utilisation d'huile essentielle de Petitgrain (*Citrus aurantium var. amara*, trois gouttes). Membre de la famille des agrumes, c'est une huile parfaitement sécuritaire. Efficace contre la douleur et les spasmes, c'est une huile " **d'urgence** " aux propriétés sédatives et calmantes. Vous pouvez la mélanger avec la Menthe poivrée (*Mentha piperita*, trois gouttes), qui est une aide à la digestion classique, et le Géranium (*Pelargonium graveolens*, trois gouttes), le tout dans une cuillère à soupe d'huile végétale. Appliquez ce mélange sur votre ventre et placez-y une compresse bien chaude pendant cinq minutes. La douleur et les spasmes devraient s'atténuer et vos intestins devraient également se calmer.

🐚 Flatulences

Bon, maintenant je peux joyeusement vous parler de pets ! Ayant changé les couches de mes deux adorables frères, je peux affirmer sans gêne que ce petit paragraphe est très important. Pourquoi est-ce que péter semble si amusant, surtout pour les gars ? Par contre, la plupart de mes clients ne veulent pas me donner la permission de divulguer de l'information sur leur zone trompette, car ça ne sent pas très bon selon eux ! Bref, si vous avez ce problème, votre entourage est sûrement au courant et vous en souffrez probablement tous. Réglez ce problème au plus vite. Si vous êtes un péteur puant chronique, s'il vous plait essayez ma recette magique pour ce sérieux problème. En passant, les filles ne pètent pas, elles évacuent la tension ! Ha ! Ha!

🐚 Gaz : Mélange Belly Zen

Premièrement, ajoutez cinq gouttes d'huile essentielle de Coriandre (*Coriandrum sativum*), qui sauront gérer la situation. Ensuite, ajoutez cinq gouttes de Fenouil (*Feoniculum vulgare var.dulce*), votre deuxième joueur sur la ligne de défense. Finalement, ajoutez cinq gouttes d'Encens (*Boswellia carteri*), une huile qui a beaucoup de classe. Mélangez le tout avec deux cuillères à soupe d'huile végétale, appliquez sur votre abdomen et regagnez le respect qui vous est dû !

🐚 Intoxication alimentaire : 🌸 Mélange Detox the Cleaner

Si vous êtes un grand voyageur et que vous aimez goûter les spécialités culinaires locales afin de mieux vous immerger dans une nouvelle culture, ce mélange est un impératif à ajouter dans votre trousse de voyage. Votre nature aventureuse vous exposera probablement à des aliments contaminés, d'une fraîcheur douteuse ou tout simplement incompatibles avec votre système digestif. Vous ne voulez surtout pas gâcher une partie de votre voyage avec une intoxication alimentaire.

Lors d'une intoxication alimentaire, assurez-vous de boire beaucoup de liquides, reposez-vous et massez votre ventre avec le mélange suivant :

Citron (*Citrus limonum*)	5 gouttes
Lavande (*Lavandula angustifolia*)	5 gouttes
Géranium (*Pelargonium graveolens*)	5 gouttes
Gingembre (*Zingiber officinalis*)	5 gouttes
Thym (*Thymus vulgaris*)	5 gouttes

Mélangez ces 25 gouttes avec deux cuillères à soupe d'huile végétale et appliquez le mélange ❀ *Detox the Cleaner* (ndlt : Détox le Nettoyeur) sur votre ventre avec une compresse chaude pendant dix minutes.

Parasites : Mélange Parasites in Me? No Way!

Si vous mangez du poisson cru, des sushis et autres mets du genre, vous avez probablement de petits amis appelés parasites. Devant ce type de cas, je suggère un traitement abdominal apaisant comme celui-ci :

Clou de girofle (*Synzygium aromaticum*)	5 gouttes
Gingembre (*Zingiber officinalis*)	5 gouttes
Eucalyptus (*Eucalyptus globulus*)	5 gouttes
Menthe poivrée (*Mentha piperita*)	5 gouttes
Lavande (*Lavandula angustifolia*)	5 gouttes

Mélangez ces 25 gouttes avec deux cuillères à soupe d'huile végétale, appliquez le mélange sur votre abdomen et posez-y une compresse d'eau chaude. Laissez agir pendant 10 minutes.

Lorsque vous voyagez dans un pays tropical, vous pouvez éviter les problèmes digestifs en appliquant ces mélanges sur votre ventre chaque soir de manière préventive. Me retrouver étendue sur le plancher de la salle de bain d'un hôtel indonésien ne fait plus partie de mes plans de voyage. Je l'ai expérimenté et je vous recommande fortement d'être proactif quant à la nourriture contaminée que vous pourriez ingérer.

Pendant mon séjour au Japon je suis tombée amoureuse d'un surfeur australien venant de Perth qui vivait avec un groupe de ses compatriotes, également surfeurs, à Bali. J'ai voyagé en Indonésie avec lui et j'ai vraiment adoré l'immersion dans la culture indonésienne. Cette culture est très orientée vers la communauté et la famille. Si un cousin vit un problème, ils se réunissent et tentent de trouver une solution. Ils ont des rituels et des cérémonies pour plusieurs aspects de la vie. Dans les magasins, ils brûlent de l'encens et prient avant l'ouverture. Pour eux, il est primordial qu'une personne qui dégage une bonne énergie entre dans leur boutique afin de commencer la journée du bon pied. Je me faisais continuellement inviter dans les boutiques sur mon chemin vers la plage, en me faisant dire qu'ils avaient besoin de moi. Ils sont très superstitieux par rapport à l'absence de ventes, alors plus une personne entre tôt dans leur boutique, plus ils sont soulagés. Évidemment, j'entrais toujours dans la boutique et j'adorais l'odeur de l'encens exotique.

Malheureusement, mes amis australiens et moi sommes tombés très malades à cause d'une pizza (nous aurions dû nous en tenir au Nasi goreng, un plat de riz traditionnel indonésien) tout ça, le jour où je devais rentrer au Japon !

Le fait que les produits laitiers sont en général difficiles à digérer pour moi n'a pas aidé mon cas. J'ai eu la nausée aussitôt après avoir mangé la pizza. J'étais tellement étourdie que je me suis évanouie dans les toilettes de l'aéroport, où une bonne samaritaine américaine m'a trouvée. De peine et de misère, j'ai réussi à lui montrer mes informations de vol. Elle m'a dit qu'elle m'aiderait et elle est disparue. Une fois revenue, elle m'a relevée, mise dans un fauteuil roulant et m'a transportée d'un bout à l'autre de l'aéroport tandis qu'on pouvait entendre mon nom dans les haut-parleurs pour le dernier appel d'embarquement. Elle m'a amenée jusqu'au tarmac brûlant où j'ai pu prendre l'avion pour mon retour à l'école de shiatsu, à Osaka. Merci, mon ange gardien. Si tu n'avais pas été là, j'aurais raté l'avion et je n'avais pas l'argent nécessaire pour me payer un autre billet.

Je remercie le ciel car heureusement mon siège était dans la première rangée. Au Japon, ils ne vous laissent pas monter à bord d'un avion si vous êtes malade, alors j'ai dû le cacher du mieux que je le pouvais même si la seule chose dont j'avais envie était de me coucher en petite boule sur le sol. Une fois à bord, j'ai recouvert mon ventre d'huile essentielle de Menthe poivrée, et j'ai gardé la bouteille à portée de la main afin de pouvoir respirer l'huile le plus souvent possible. J'ai également bu de l'eau chaude au citron pendant tout le trajet. Mon vœu le plus cher était de ne pas vomir sur quiconque pendant les six prochaines heures. Je n'avais pas mon ensemble de voyage d'huiles essentielles à cette époque... je l'aurais tellement apprécié! Peu de temps après, j'ai commencé à ajouter des huiles essentielles à ma trousse de voyage.

Puisque je veux que vous soyez prêt à tout, je vous ai simplifié la vie en vous offrant un ensemble de premiers soins pour la maison et les voyages : de camping, pêche, chasse ou un voyage vers une destination exotique.

Je tiens vraiment à ce que vous compreniez la puissance des huiles essentielles contenues dans cet ensemble de voyage. Trainez-le toujours avec vous, votre santé s'en trouvera améliorée.

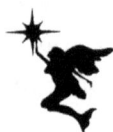

Marina Mermaid (Aroma Marina) First Aid and Travel Kit

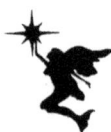

Arbre à thé (*Melaleuca alternifolia*)

Camomille allemande (*Matricaria chamomilla*)

Citron (*Citrus limonum*)

Citronnelle (*Cymbopogon citratus*)

Clou de girofle (*Syzygium aromaticum*)

Eucalyptus (*Eucalyptus globulus*)

Géranium (*Pelargonium graveolens*)

Gingembre (*Zingiber officinalis*)

Lavande (*Lavandula angustifolia*)

Menthe poivrée (*Mentha piperita*)

Pamplemousse (*Citrus x paradisi*)

Patchouli (*Pogosternum patchouli*)

Thym (*Thymus vulgaris*)

Ces treize huiles essentielles sont mes huiles de prédilection lorsque je voyage.

🐚 Coquillage de voyage secret Marina Mermaid (Aroma Marina)

D'habitude, la première chose que je fais en arrivant à ma chambre d'hôtel après un long vol est de mettre de l'huile essentielle de Citron et de Menthe poivrée sur un mouchoir et de placer celui-ci sur la bouche d'aération. Ensuite, je mets la ventilation au réglage maximum pendant quinze minutes pour purifier la chambre. Je transporte aussi toujours avec moi un petit vaporisateur afin de pouvoir mélanger mes huiles préférées avec de l'eau et en vaporiser sur les oreillers et les draps avant de me coucher.

🐚 Massage santé pour les animaux de compagnie

J'adore les animaux de compagnie. Lorsque je dois m'occuper d'un chien, je le masse toujours avec un mélange que j'ai appelé ✿ *Doggy Styles*. Puisque les animaux de compagnie peuvent également avoir des parasites, toute votre famille bénéficiera grandement de cette routine proactive et préventive. Je place le chien sur mes genoux de manière à ce qu'il regarde devant et je le masse avec mon mélange qui contient de la Citronnelle, de la Lavande et de l'Arbre à thé, le tout préparé avec de l'huile de noyau d'abricot. Je fais ce massage en commençant par l'arrière des oreilles puis en frottant doucement le long de la colonne vertébrale jusqu'à la queue, et ce, pendant cinq minutes. Ce moment de qualité se transformera en une routine qui apaise les petits chiens et les rend très heureux. Cette détente est parfaite pour la soirée, elle fonctionne également très bien le matin avant de partir travailler, surtout si votre chien souffre d'anxiété de séparation. Ils adoreront ça, c'est promis.

🐚 Gonflé?

C'est habituellement comme ça que je me sens lorsque je mange dans un restaurant et que je me laisse emporter par la conversation et les rires pendant que j'essaie de mâcher ma nourriture… gonflée ! En temps normal, je mange très lentement et je suis toujours la dernière à terminer mon repas. Lorsque je mange à l'extérieur de la maison, je transporte toujours ma bouteille d'huile de Menthe poivrée avec moi. Lorsque je sens que j'ai trop mangé, je mets quelques gouttes dans mes mains et je frotte mon ventre gonflé, car je sais que ce traitement est efficace très rapidement. Aussi, je commande habituellement une tisane à la Menthe poivrée pour être certaine d'avoir la situation sous contrôle. Je suis un peu maniaque sur ce point… si c'est bon pour la santé et bon pour moi, je le veux tout de suite !

Beaucoup de gens qui me connaissent vous diront que l'odeur de la Menthe poivrée me précède toujours. Mon chiropraticien m'a dit l'autre jour que c'était son odeur préférée… presque aphrodisiaque. Je peux l'imaginer poursuivant follement sa femme dans un champ de Menthe poivrée ! Bref, les gens me sentent avant de me voir. C'est génial n'est-ce pas ? J'aime porter l'odeur des huiles essentielles. Elles sont bonnes pour vous, sans effets secondaires. Elles vous gardent dans un état d'euphorie, tout en étant sécuritaires et naturellement bonnes pour la santé !

Je pourrais parler de problèmes digestifs pendant de nombreuses pages, mais j'aimerais que vous commenciez par expérimenter ces recettes de base.

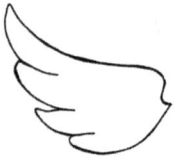

C'est la nature qui guérit les malades

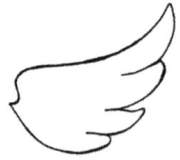

— Hippocrate

Coquillage #7

Un coup de pouce naturel pour stimuler votre immunité contre le rhume, l'influenza, l'asthme et les allergies saisonnières

Normalement, lorsque vous avez une crevaison, vous vous arrêtez, réparez le trou et continuez à rouler jusqu'à ce que votre pneu se dégonfle à nouveau. Éventuellement, vous faites l'achat d'un pneu neuf. L'immunité, c'est un peu comme un pneu. Les " patches " qui bouchent les trous sont les médicaments artificiels qui masquent les symptômes : ils aident, mais seulement temporairement. Votre objectif est d'avoir quatre pneus neufs de haute gamme qui vous procureront un sentiment de sécurité et de force. Bâtir son immunité avec les huiles essentielles est une excellente option, car celle-ci est primordiale. La santé est une véritable richesse.

Née dans les années soixante, je n'ai pas été allaitée, j'ai plutôt été nourrie au lait de vache. Enfant, j'ai eu des amygdalites à répétition, des allergies et le rhume des foins. J'étais écœurée d'être malade. Mon corps avait une faible immunité et mon système respiratoire était dans une situation critique. Je me souviens que je frottais régulièrement mes amygdales avec un coton-tige en face du miroir afin de me débarrasser des plaques jaunâtres symboles de ma faiblesse. C'était difficile de ne pas vomir en essayant de déloger ces amas répugnants dans le fond de ma gorge.

J'étais adolescente quand le médecin a suggéré la chirurgie. À l'époque, je ne savais pas que les amygdales étaient les soldats de mon système immunitaire. Lorsque vous vivez chez vos parents et êtes sous leur autorité, ce que le médecin dit est la vérité. Au Québec, les médecins étaient à l'époque presque considérés comme des dieux.

J'ai donc subi ma première chirurgie sous anesthésie à l'âge de seize ans. J'ai tenté de me convaincre que mon immunité se porterait mieux après l'ablation de me faibles amygdales. Si j'avais su que mes problèmes de communication non résolus étaient logés au niveau du chakra de la gorge (ma mère et moi avons cessé de nous parler pendant un an), peut-être que j'aurais pu sauver mes amygdales en lui disant ce que j'avais sur le cœur.

Lorsqu'elle est venue me visiter après la chirurgie avec un ourson en peluche provenant de la boutique cadeau de l'hôpital, j'ai trouvé ça très gentil de sa part. J'ai beaucoup aimé qu'elle me démontre son amour ce jour-là. Elle est née sous le du signe du Lion, forte et contrôlante, tandis que je suis un Bélier passionné. Ce n'est pas la combinaison idéale quand vous êtes en pleine crise d'adolescence et prête à quitter le nid familial. Mes amygdales étaient donc enlevées et j'ai alors décidé que c'était le moment de repartir à neuf avec ma santé. Je t'aime maman.

Malgré mes bonnes intentions et cette intervention chirurgicale, je souffrais toujours du rhume des foins. Je suis allée en France avec mes amies Élise et Sylvie, et j'ai dû y affronter toute une épreuve.

J'avais essayé tous les médicaments antihistaminiques du

monde, mais mon rhume des foins était demeuré toujours aussi invalidant lors de la visite des magnifiques châteaux de la Loire, Chenonceau et le château de Versailles. Difficile d'apprécier Aix-en-Provence, le royaume de la lavande et des abeilles, quand tu as 17 ans et que tu es tellement allergique que tu sauterais en bas de la tour Eiffel pour avoir un peu de soulagement ! Mais quelle ironie… j'avais économisé pendant un an pour mon premier voyage en Europe et j'étais là, tentant de savourer la magnifique campagne française, sans pouvoir la voir, la toucher, la sentir ni l'apprécier puisque j'étais congestionnée, irritée, enflée et incapable d'arrêter d'éternuer ! Je ne connaissais pas les huiles essentielles à cette époque.

À l'âge de 21 ans, j'ai remarqué quelque chose à propos de moi qui s'applique probablement à la majorité des gens. Lorsque je ne suis pas alignée avec mon message intérieur ou mes principes, ou que je ne communique pas ceux-ci avec les gens, mon système immunitaire s'affaiblit et je souffre d'allergies et de bronchite. La dernière fois que cela m'est arrivé, je fréquentais un homme très attirant (mais pas très bon pour moi), mes finances étaient à sec et j'étais stressée à un point tel que j'ai été malade pendant un mois. Wow ! Je réalise maintenant à quel point l'intériorisation de mes émotions m'affectait, et comment une baisse d'énergie, les pensées négatives et un dialogue intérieur pessimiste me conduisaient tout droit vers la maladie.

J'ai finalement découvert les huiles essentielles à l'âge de 26 ans. J'aurais tellement aimé rencontrer un bon aromathérapeute quand j'étais enfant ! Maintenant vous comprenez mon désir sincère qui est, de vous faire connaître l'utilisation des huiles essentielles dans votre vie quotidienne avec votre famille. Faites-le et je sais que vous serez plus en santé.

Votre système immunitaire est le système le plus important de votre corps lorsqu'il est question de prévenir les infections. Un système immunitaire faible augmente les risques d'être malade et il est possible de détecter une faible immunité à l'aide des questions suivantes :

— Souffrez-vous de rhume et de grippe fréquemment ?

— Souffrez-vous d'infections chroniques ?

— Avez-vous des poussées fréquentes de feux sauvages ?

Lorsque votre armée de soldats immunitaires n'est pas bien entrainée ni placée stratégiquement, vous avez des risques de subir une invasion par l'ennemi. Commençons par le gros bon sens.

Un des trucs que je partage avec tous mes merveilleux clients et amis est d'utiliser un soldat alcalinisant le matin. Depuis de nombreuses années, ma journée commence avec un verre d'eau et du jus de citron (une cuillère à soupe), l'ultime élixir alcalinisant.

Le citron en soit est acide, mais lorsqu'il est absorbé par l'estomac, il devient alcalin (potentiel alcalinisant de +9.9 ph) et aide vraiment votre corps à se nettoyer les tuyaux ! Il assiste votre foie et votre vésicule biliaire en drainant les canaux. Lorsque vous ingérez de la viande, par exemple du bœuf, il acidifie votre estomac par son potentiel acidifiant de -34.5 ph. À l'opposé, le concombre devient alcalin dans votre estomac avec +31.5 ph. Afin de vous faciliter la tâche, vous pouvez vous procurer des bouteilles de jus de citron biologique. Quand je suis au spa, j'aime ajouter une tranche de citron dans l'eau, l'effet du citron qui flotte est très joli. Il est également possible de maintenir l'alcalinité dans votre corps en ajoutant des tranches de concombre dans l'eau.

Vous pouvez consulter la liste des aliments alcalinisants et acidifiants en annexe à la fin du livre.

Lorsque votre corps est alcalin, il n'y a pas de place pour l'inflammation. Il a été démontré que l'inflammation est une cause de problèmes tels que : le cancer, la maladie d'Alzheimer, les maladies du cœur, le diabète, l'arthrite, le lupus, la sclérose en plaques et même l'autisme. Il y a l'inflammation que vous suspectez, car vous pouvez la sentir par une douleur aiguë dans vos genoux et vos épaules, puis il y a celle qui s'installe sournoisement sans faire de bruit ; l'inflammation chronique de votre système vasculaire.

Existe-t-il un moyen d'éliminer l'inflammation de votre corps ? Oui, en évitant entre autres les aliments auxquels vous êtes allergique (passez les tests !) et les toxines environnementales (moisissures, métaux lourds dans les vaccins et les plombages, la pollution atmosphérique, etc). L'inflammation peut également être le résultat du stress chronique, d'un traumatisme, d'une infection (surtout les infections non détectées, à la fois virales et bactériennes), d'une mauvaise alimentation et d'un manque d'exercice. La bonne nouvelle dans tout ça est que vous pouvez être en santé, avoir une résistance aux maladies et déborder d'énergie en mangeant les bons aliments qui réduisent l'inflammation. Évitez les aliments transformés, le sucre, les glucides, la viande provenant d'animaux nourris aux grains et les poissons d'élevage et augmentez votre consommation d'omégas-3 avec le saumon sauvage, les noix, les graines de lin, de chia et autres graines riches en omégas-3, le gibier, la viande provenant d'animaux élevés en liberté et les légumes à feuilles vertes.

🐚 Le rhume et la grippe

Aux États-Unis, près d'un milliard de dollars est dépensé chaque année en médicaments en vente libre contre le rhume et la grippe. Je suis une grande partisane de laisser le rhume ou la grippe suivre son cours naturel, avec l'aide des huiles essentielles, celles-ci aideront à éliminer les toxines, les virus et l'infection. Les statistiques démontrent qu'une personne typique contractera le virus du rhume ou de la grippe trois fois par année. Je préfère ne pas faire partie de telles statistiques. Mon choix de carrière me procure la meilleure armée de soldats de l'amour, les huiles essentielles sacrées.

À chaque massage, je reçois les bienfaits à travers mes mains, et mon corps obtient un coup de pouce immunitaire de plus, grâce à l'aromathérapie. J'utilise les huiles essentielles quotidiennement et je suis rarement malade… Je dirais que je suis malade environ une fois tous les deux ans, au printemps. Pourquoi ? Parce que mon système immunitaire est maintenant vraiment plus fort. De plus, si vous souffrez de fibromyalgie vous pouvez utiliser l'aromathérapie pour abaisser votre niveau de stress.

" *Après avoir combattu la fibromyalgie pendant 20 ans et essayé plusieurs types de thérapie, j'ai réalisé que la relaxation avec des massages aux huiles essentielles de Lavande et d'agrumes était la solution. Après une séance avec Marina, je me sens détendue, revitalisée et je n'ai plus de poussées.*

Merci, Marina. "
Kelly Hairdresser
Propriétaire, Bliss the Studio
www.blissthestudio.com
North Vancouver, B.C. Canada

🐚 Les solutions contre le rhume et la grippe

Plus de 150 virus différents peuvent causer le rhume, une infection de votre système respiratoire supérieur. Si vous vivez dans un pays au climat froid, avec de la neige en hiver, il y a plus de possibilités que vous soyez contaminé. Le premier symptôme est le mal de gorge, avec une sensation de brûlure combinée avec une irritation semblable à celle de lames de rasoir.

Aussitôt que vous ressentez ces symptômes, il est temps d'avaler une gousse d'ail avec de l'eau. C'est le premier antibiotique naturel que mon corps apprécie. Je ne la croque pas, je l'avale tout rond avec de l'eau. Le composé actif principal de l'ail est l'allicine, un stimulant antibactérien/antifongique/ immunitaire, également un vrai bijou antioxydant.

Ensuite, pour recevoir un petit coup de pouce immunitaire, j'utilise une goutte de la meilleure qualité d'huile essentielle d'Origan sauvage (origanum vulgare) sous la langue. Assurez-vous qu'elle soit biologique et que le taux de **carvacrol** (un type de phénol, le composé antiseptique) soit élevé (86 %). Même si elle est mélangée avec de l'huile d'olive extra-vierge biologique ou un extrait de noix de coco, elle goûte le foin, ce qui ne l'empêche pas de faire du bon travail pour éliminer immédiatement les germes, les champignons et les bactéries. C'est un excellent assistant dans la lutte naturelle contre les ennemis microscopiques.

J'en achète deux bouteilles au magasin de produits naturels et je sais qu'avec ça je suis en sécurité tout l'hiver.

🐚 Se gargariser

Je me gargarise également avec de l'eau tiède et du sel et j'utilise une poire de lavement ou un pot neti avec une solution saline pour nettoyer mes sinus le matin. J'aime aussi me gargariser avec de l'eau et trois gouttes d'huile essentielle d'Arbre à thé.

🐚 Diffuser

J'ai un diffuseur au travail et à la maison, et j'utilise différents mélanges afin de purifier l'air. J'adore prendre un bon bain avec des huiles essentielles et des sels solaires (de l'eau salée séchée par le soleil, aussi appelés sels de mer), des sels de l'Himalaya, du sel d'Epsom ou de l'huile de magnésium. Mes premiers choix pour la diffusion dans l'air pour éloigner le rhume et la grippe sont l'Eucalyptus, la Lavande, le Cèdre, le Thym, la Camomille, la Menthe poivrée, le Cyprès, le Citron, le Pin et la Myrrhe.

🐚 Bain santé de détoxication voluptueuse

J'adore prendre un bain avec des sels solaires, de l'Himalaya ou d'Epsom avec de l'huile de magnésium et des huiles essentielles. Je mélange une tasse de sel avec une goutte chacune des huiles essentielles de : Lavande, Gingembre, Encens, Citron, Thym et Arbre à Thé, le tout avec une cuillère à soupe d'une huile de support, que je dissous dans mon bain. Je m'y installe pendant un maximum de 20 minutes. Ahhhhhhh!

🐚 Remède ultra rapide contre le mal de gorge qui fait également des merveilles en friction locale sur la poitrine et la gorge

J'aime aussi mélanger une goutte de Menthe poivrée, une goutte de Lavande, une goutte d'Eucalyptus, une goutte d'Arbre à thé et une goutte de Pin dans une cuillère à soupe d'huile de noyau d'Abricot et masser ce mélange sur ma gorge et ma poitrine. J'applique ensuite une compresse chaude sur ma gorge pendant cinq minutes, et je ressens alors la chaleur des huiles essentielles qui agissent sur mon corps. . Plus vous êtes infecté, plus cela vous semblera chaud. J'adore quand ça devient chaud et fumant parce que j'imagine les toxines et les bactéries qui crient et qui essaient de s'échapper en paniquant. BANG vous êtes touchées DEHORS ! Je me repose ensuite pendant une heure et le mal de gorge s'en va.

🐚 Solutions pour le travail

J'ai travaillé sur des plateaux de tournage pendant des années et il fallait absolument que je crée un inhalateur, pas seulement pour moi, mais aussi pour mes collègues. Nous travaillions dans une telle proximité que si quelqu'un tombait malade, les 150 autres membres de l'équipe de tournage risquaient d'être contaminés à leur tour. J'aime beaucoup la façon simple, facile et hygiénique d'inhaler à l'aide d'un petit inhalateur compact que j'ai appelé 🌸 *Nose Job*. Il y a beaucoup de membres de l'industrie du film qui y sont dépendants. Je suis une fière " pusher " de remèdes naturels !

L'inhalateur 🌸 *Nose Job Crystal Clear* est rempli d'huile

essentielle d'Eucalyptus, un excellent décongestionnant, tandis que ✿ *Nose Job Sports* fait des merveilles pour vous garder alerte et éveillé lorsque vous travaillez de nuit. Ce dernier contient de l'huile essentielle de Menthe poivrée et de Menthe verte. Il est excellent au gym quand vous avez besoin d'un petit <u>oumff</u> d'énergie supplémentaire pour soulever des poids.

🐚 Influenza

Influenza, communément appelée la grippe, est également un virus très incommodant. Il vous rend léthargique, avec de la fièvre, des courbatures et de la douleur et dure généralement plus longtemps que le rhume typique. Les médicaments en vente libre sont généralement très efficaces pour réduire les symptômes, mais ils le font en bloquant les mécanismes de la défense naturelle de votre corps. Ce que vous voulez vraiment, c'est activer votre corps pour qu'il se charge du virus. Les huiles essentielles sont les meilleures mécaniciennes pour ce travail, car elles s'attaquent à la source du problème et stimulent votre système immunitaire.

🐚 Inhalation

Mon premier choix quand vient le temps de soulager un rhume ou de pouvoir respirer à nouveau c'est de mettre un mélange d'huiles essentielles d'Arbre à thé, d'Eucalyptus et de Pin dans un diffuseur. Je recommande aussi vivement les mélanges en friction sur la poitrine.

🐚 Friction locale

Enfant, j'étais accro au Vicks® Vaporub®, la pommade en vente libre. Malheureusement, le mélange d'huiles essentielles de grade thérapeutique de menthol et d'Eucalyptus est maintenant synthétique (plus économique). Je fabrique donc mes propres mélanges à frictionner sur la poitrine. Avec mon mélange appelé ❀ *Breath Booster* je vous rends la vie facile afin que vous puissiez vous masser la poitrine, la gorge, le dos et les pieds avec ce mélange contenant : du Pin, de l'Eucalyptus globulus et de l'Arbre à thé avec de l'huile de jojoba. Allez au lit avec ce remède sacré et sentez votre immunité revenir en force le matin suivant.

Une de mes clientes, une avocate de haut niveau, a remarqué que depuis qu'elle a commencé à recevoir des massages une fois par mois, elle n'a plus son rhume ou sa grippe pendant l'hiver. Aujourd'hui, elle ne considèrerait jamais manquer une séance, car son mieux-être et sa santé sont devenus ses priorités. Elle utilise l'inhalateur ❀ *Nose Job* au travail et elle garde des bouteilles d'huiles essentielles de Lavande, de Menthe poivrée, d'Eucalyptus et de Citron à la maison et à son bureau.

Une autre cliente, ma chère Romy, est également capable d'augmenter son immunité grâce à l'aide des huiles essentielles.

" Un an après une double mastectomie, j'ai lentement accepté mon corps ainsi que les cicatrices psychologiques causées par la chirurgie.

Ma fille, qui avait rencontré Marina, m'a offert de la visiter et m'a payé un massage de drainage lymphatique. Le massage et l'aromathérapie prodigués par Marina ont augmenté mon niveau d'énergie et ont modifié ma vision de la vie. J'y suis retournée depuis afin de recevoir d'innombrables traitements, spécialement le massage aux huiles essentielles aux pierres chaudes.

À une autre occasion, j'avais un mauvais rhume. Au début, je voulais annuler mon massage, ne voulant pas contaminer Marina. Cependant, elle m'a répondu de venir quand même, que cela ne la dérangeait pas du tout. Le massage thérapeutique avec toutes les huiles essentielles et le traitement au Derma Ray m'ont énormément aidée et mon rhume a vite disparu.

Je recommande hautement Marina et je lui souhaite beaucoup de succès dans sa mission. "

Romy Reinmann

Colombie-Britannique, Canada

🐚 Allergies

Une allergie est une réaction d'hypersensibilité à une substance normalement inoffensive, qui est alors appelée allergène. Les allergènes communs sont les plumes, le pollen, la poussière, les squames d'animaux, les mites, les insecticides, les poudres et une variété d'aliments. Certaines allergies causent des symptômes respiratoires, elles peuvent être chroniques ou saisonnières. D'autres causent des maux de tête, de la fièvre, la diarrhée, des vomissements et des maux de ventre.

Lorsque vous avez des allergies, vous pouvez souffrir de congestion ou d'écoulement nasal, de démangeaisons, de picotements des yeux, d'éternuements, de larmoiement et de rougeurs aux yeux. Vous êtes également irritable et impatient. Votre corps reconnait l'allergène et votre système immunitaire sécrète des molécules appelées histamines afin de combattre l'envahisseur. C'est un peu comme aller en guerre avec les autres contre vous-même.

🐚 Remèdes à inhaler contre le rhume des foins

Pour moi, le rhume des foins est la pire de toutes les allergies. Maintenant que j'ai découvert l'efficacité des huiles essentielles en inhalation, c'est ma méthode préférée lorsque j'ai des allergies. J'utilise une goutte de Menthe poivrée et une goutte de Lavande dans ma main gauche. Je frotte mes mains ensemble, je les place au-dessus de mon nez et j'inhale ce bonheur. J'aime aussi mettre quelques gouttes sur un mouchoir, que je place dans ma poche durant la journée. Ce petit truc m'a vraiment sauvé la vie lorsque j'ai travaillé avec Tom Berenger sur un plateau de tournage d'un Western intitulé *Peacemakers*, il y avait : des chevaux, des chiens, de la paille, de la poussière, des coups de feu et une canicule sans précédent. Tous les éléments étaient réunis pour les allergies. De plus lors du tournage de nuit, ils ont ajouté une machine à fumée pour créer une atmosphère et l'équipe s'est retrouvée avec une dose supplémentaire d'irritants pour les yeux et le nez. À la fin du tournage, toute l'équipe utilisait des huiles essentielles de Menthe poivrée et de Lavande, remerciant mon aromathérapie pour le soulagement.

🐚 Asthme

L'asthme est une maladie respiratoire commune. Elle affecte la trachée et les bronches, causant une inflammation et une congestion avec du mucus. Le passage devient si étroit que l'apport d'air à vos poumons est réduit et vous avez alors de la difficulté à respirer. L'asthme est très commun chez les enfants et les jeunes adultes. Les symptômes typiques d'une crise d'asthme sont : la toux, une respiration sifflante, une sensation de compression de la poitrine et de la difficulté à respirer.

Les causes de l'asthme sont habituellement les produits chimiques, les médicaments, la fumée, la poussière, les additifs alimentaires, la pollution, les moisissures, le stress, l'anxiété et les changements de température (trop sec ou trop humide). Je recommande **d'éviter** les méthodes d'inhalation par la vapeur incluant les huiles d'Eucalyptus, de Romarin et de Menthe poivrée, si vous souffrez d'asthme. La vapeur est très intense quand votre tête est au-dessus d'un bol d'eau chaude, couverte avec une serviette. Ces huiles intenses sont un peu trop puissantes avec cette méthode et pourraient provoquer une crise.

Solutions

Méthode d'inhalation

Puisque l'inhalation avec de la vapeur est trop agressive pour les asthmatiques, l'inhalation à partir de la bouteille ou avec un diffuseur seront de meilleures options, car plus douces. La Menthe poivrée, la Camomille, le Citron, la Mandarine, le Cyprès, l'Encens et l'Eucalyptus Radiata sont plus apaisants pour les asthmatiques, utilisés de cette façon.

Mélange à frictionner sur la poitrine pour

l'asthme

Une friction sur la poitrine est ma solution préférée pour cette condition. Voici une bonne recette : huit gouttes de Cyprès, trois gouttes de Menthe poivrée, cinq gouttes d'Encens, le tout dans une cuillère à soupe d'huile végétale. Massez cette préparation sur votre poitrine et appliquez une compresse chaude pendant cinq minutes.

⊛ Bronchite

Nos poumons font partie des plus gros organes de notre corps. L'air entre dans notre corps par un tuyau (la trachée) et se rend vers les bronches, ces tubes respiratoires reliés aux alvéoles, les sacs d'air des poumons. C'est là que l'échange de dioxyde de carbone se produit. Lorsque vous avez une bronchite, vous souffrez d'une inflammation des bronches. Vous souffrez d'accumulation de mucus, de toux, de douleurs à la poitrine et au dos, de maux de gorge, de la fièvre, de frissons et de tremblements. Vous êtes en très mauvais état ! Quand vous avez une bronchite aiguë, elle est causée par une infection (bactérienne ou virale), habituellement suite à un rhume ou une grippe. Si elle n'est pas traitée, elle peut se transformer en pneumonie. La bronchite chronique est due à une irritation fréquente des poumons causée par l'exposition à la fumée de cigarette, à des polluants et à des vapeurs toxiques.

Lorsque quelque chose est trop toxique pour moi, je tousse telle une vieille voiture qui n'a pas passé son test annuel anti-pollution. Mon nez est un radar et mes poumons sont les meilleurs indicateurs d'un danger potentiel pour la santé. Je suis très sensible aux parfums synthétiques et aux polluants.

Lorsque vous inhalez des huiles essentielles pures et naturelles, vous exposez votre corps à une expérience de nettoyage naturel qui améliore l'apport en oxygène et qui augmente votre immunité. Je voyage toujours avec ma boite d'aromathérapie.

🐚 Solutions

🐚 L'inhalation pour la bronchite

Directement de la bouteille, inhalez ces huiles essentielles l'une après l'autre, tel un arc-en-ciel. Basilic, Cyprès, Bois de Santal, , Thym, Eucalyptus, Pin, Lavande, Citron, Mandarine, Encens et finalement l'Arbre à thé.

🐚 La friction locale pour la bronchite

🐚 Le " Breath Booster "

Cinq gouttes d'Eucalyptus (*Eucalyptus globulus*), un bon expectorant et décongestionnant, antibactérien, antiseptique et analgésique.

Huit gouttes d'huile essentielle d'Arbre à thé (*Melaleuca alternifolia*), qui possède des propriétés antifongiques et antibactériennes puissantes en plus d'être extraordinaire pour les problèmes respiratoires.

Huit gouttes de Pin (*Pinus sylvestris*), un excellent expectorant, superbe pour dégager le mucus de vos poumons. Son arôme embaume l'air de masculinité. Mélangez ces huiles dans une solution de 10 ml d'huile de support, appliquez sur la poitrine et couvrez d'une compresse chaude pendant cinq minutes.

❦ Sinusite

Parfois, après un rhume, une grippe ou une crise de rhume des foins, votre système de drainage, communément appelé les sinus, commence une grève et une infection en profite pour s'y installer. Vous ressentez alors une pression dans vos sinus et votre tête, et les maux de tête peuvent être très intenses. La congestion peut être telle que vous êtes incapable de respirer par le nez, seulement par la bouche. Vous avez ce qu'on appelle une sinusite.

❦ Étude de cas d'une bronchite en France

Il y a plusieurs années, j'ai rencontré une de mes meilleures amies de la Norvège. Elle possède une magnifique villa française du 17e siècle, La Marmande, à Saint-Pierre-sur Dropt, dans le sud-ouest de la France, près de Bordeaux. Tone avait eu le rhume, la grippe une laryngite et une bronchite, pendant plus d'un mois. Elle arrivait d'un vol en provenance de la Norvège, et une fois chez elle à " Le Bardèche ", la villa familiale, elle s'est écroulée dans son lit exténuée et sans voix. J'ai regardé sa mère, qui se nomme Wenche (une ancienne infirmière et survivante d'un cancer du sein que j'appelle affectueusement ma mère norvégienne), et nous nous sommes dirigées vers leur cuisine médiévale afin de concocter un remède. J'ai écrasé des gousses d'ail, des oignons, du piment de Cayenne et des clous de girofle et je les ai mélangés avec du jus de citron et de l'huile d'olive. J'ai ensuite mélangé ce cataplasme avec une goutte de chacune de ces huiles essentielles : Citron, Lavande, Thym,

Pin, Menthe poivrée, Clou de girofle, Cannelle, Arbre à thé, Basilic, Eucalyptus et finalement Gingembre.

L'odeur était très intense ! J'ai appliqué ce cataplasme sur sa poitrine avec une serviette et un sac de plastique pour empêcher l'évaporation. J'en ai également appliqué sous ses pieds, et je lui ai ensuite mis de gros bas de laine que j'ai couvert avec des sacs de plastique de manière à ce que le cataplasme reste sur son corps toute la nuit. Elle a dormi très tard le lendemain matin, et ensuite elle est venue nous parler dans la cuisine avec une voix normale et un visage reposé. Grâce à quelques légumes frais, des fines herbes et évidemment grâce à ma trousse d'apothicaire d'aromathérapie que je transporte toujours avec moi lors de mes voyages, elle n'était plus malade. Youppie ! Elle a affirmé qu'elle avait le goût de tous les aliments et des remèdes naturels dans la bouche quand elle s'est réveillée ce matin-là.

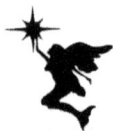

Trousse de voyage Marina Mermaid (Aroma Marina)

Ma trousse de voyage contient les huiles essentielles de base requises pour le voyage et les maladies communes incluant : les maux de ventre, le rhume et les maux de tête... Je vous les énumère encore ici pour vous faciliter la vie.

Marina Mermaid (Aroma Marina) First Aid and Travel Kit

Clou de girofle (*Synzygium aromaticum*), Eucalyptus (*Eucalyptus globulus*), Camomille allemande (*Matricaria chamomilla*), Géranium (*Pelargonium graveolens*), Gingembre (*Zingiber officinalis*), Pamplemousse (*Citrus x paradisi*), Lavande (*Lavandula angustifolia*), Citron (*Citrus limonum*), Citronnelle (*Cymbopogon citratus*), Patchouli (*Pogosternum patchouli*), Menthe poivrée (*Mentha piperita*), Arbre à thé (*Melaleuca alternifolia*), Thym (*Thymus vulgaris*).

Ces 13 huiles essentielles sont les huiles que je préfère apporter lors de mes déplacements.

J'en apporte beaucoup plus que ça, car j'aime avoir du choix, des options et de bonnes odeurs. Cependant, les éléments de cette liste sont vraiment fantastiques, car ils couvrent un large éventail de maux tels que : les coupures, les brûlures, l'insomnie, les coups de soleil, le décalage horaire, la fièvre, les crampes, les ampoules, les empoisonnements alimentaires, la literie douteuse , ou une odeur bizarre, le mal des transports, l'enflure, les irritations, les infections, les foulures, l'insolation, les blessures, les punaises de lit et les piqûres d'insectes.

Les femmes ont besoin de réels moments de solitude et de réflexion pour créer un équilibre avec tout ce qu'elles donnent d'elles-mêmes.

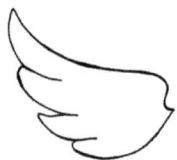

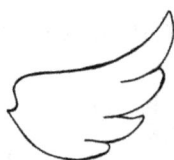

-Barbara de Angelis

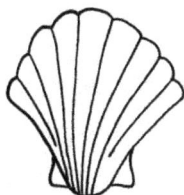

Coquillage #8

Calmez vos hormones en furie – La solution contre le spm, les bouffées de chaleur, les vergetures et bien plus afin que vous retrouviez la déesse en vous

Au Québec, quand quelqu'un réagit trop vivement lors d'une situation, on lui dit : " Relaxe-toi les hormones ! ". Les hormones sont souvent la cause de " situations " entre les gens, et ce n'est pas toujours drôle. Je parle ici du **S PM**, le syndrome prémenstruel. Dans ce coquillage crucial, je veux vous parler de **SPM** de dysménorrhée (menstruations difficiles), de la ménopause et des bouffées de chaleur, du soin des seins, de la libido et du " sex-appeal ".

Le syndrome prémenstruel peut s'apparenter à de la parenté qui arrive à votre maison sans prévenir. Vous préféreriez être prête pour leur arrivée avec assez de nourriture, des draps propres et des activités planifiées. Le **SPM** peut arriver quand ça lui plait : ces symptômes physiques peuvent apparaitre à partir du moment de l'ovulation, qui se produit au milieu de votre cycle, jusqu'au moment de vos menstruations.

Quand ce que nous appelions " la tante libérale " arrive, les montagnes russes du SPM s'arrêtent. Ahhhhh. Qu'est-ce qui pourrait soulager ces désagréments prémenstruels ? L'huile essentielle de Géranium est toute indiquée. Si vous êtes fatiguée, le Géranium est reconnu comme étant un stimulateur des glandes surrénales. Le cortex surrénal est l'endroit où l'estrogène et les androgènes (chez les mâles) sont produits, ces hormones jouent un rôle très important dont l'objectif est de vous faire atteindre une sensation d'équilibre. Il est vital d'inclure l'huile essentielle de Géranium pour améliorer tous problèmes menstruels. Le **SPM** peut vous rendre violente ou agressive, triste et déprimée, irritable et très fatiguée. Si vous vous reconnaissez dans ces symptômes à l'approche de vos menstruations, faites-vous une faveur en vous préparant une huile puissante pour le ventre afin de mieux prendre soin de vous lorsque vous recevez votre " visiteur " mensuel.

Mélanges SPM

Huile pour le ventre Dragon Lady Flush

Géranium, Pamplemousse et Rose avec une base d'huile d'Onagre

Massez tout simplement votre ventre, quelques jours avant vos menstruations, avec une huile d'Onagre (*Oenothera biennis*), une huile de base merveilleuse avec des propriétés thérapeutiques anti-inflammatoires. Elle sera votre meilleure alliée contre le **SPM** et pour la régulation de votre cycle menstruel. Elle est riche en acides gamma linoléiques (GLA), minéraux, et vitamines. J'adore mélanger une cuillère à soupe d'huile d'Onagre avec cinq gouttes de Géranium (*Pelargonium graveolens*) pour atténuer les sautes d'humeur, dix gouttes de Pamplemousse (*Citrus x paradisi*) pour donner de l'énergie et réduire la tension prémenstruelle et cinq gouttes de Rose (*Bulgare* ou *Maroc*) pour améliorer l'humeur et l'équilibre émotionnel. C'est également un bon tonique utérin. Ce mélange est une manière agréable de garder votre " Dragon lady " (Femme dragon) en laisse.

À l'école d'aromathérapie, j'ai fait des expériences avec beaucoup d'huiles. Lorsque j'appliquais un peu d'huile de Géranium sur mon ventre, au lieu d'être menstruée pendant trois jours, je l'étais pendant une journée et demie.

Je recommande de débuter avec seulement une application, en ajustant selon l'intensité de l'écoulement menstruel. Pour certaines femmes, ce mélange est très puissant, donc une seule application est nécessaire. Il est préférable d'éviter d'éliminer complètement la menstruation ou d'avoir seulement de légers saignements, votre objectif est de seulement réduire l'écoulement. Lorsque vous connaitrez le rythme auquel votre corps veut ses menstruations, allez de l'avant et massez votre ventre matin et soir pendant le nombre de jours qu'il vous convient avant vos règles. Si vous oubliez de l'utiliser avant vos règles et que vous l'appliquez pendant celles-ci, les symptômes prendront un peu plus de temps à faire effet.

Quand je l'applique sur le ventre de mes clientes, elles se calment, les spasmes et la douleur arrêtent après environ cinq minutes.

Il est facile de préparer une plus grande quantité de

mélanges et de les verser dans des bouteilles avec vaporisateurs, qui peuvent être achetées à la pharmacie. Ma compagnie fournit de belles bouteilles élancées que vous pouvez commander en même temps que vos huiles essentielles. C'est un excellent moyen de s'assurer que vous ne serez pas indisposée par la douleur que ce soit au travail, lors d'une sortie ou en voyage.

Vous trouverez ci-dessous mes recettes de mélanges pour soulager l'inconfort lié au **SPM** peu importe où vous vous trouvez.

❀ *Pump the Peace* – mélange et vaporisateur contre le stress et l'irritabilité

Encens, Orange douce, Ylang Ylang avec de l'huile de noyau d'Abricot

Pour en faire un vaporisateur, mélanger dix gouttes du mélange avec 10 ml d'eau. Vaporisez au-dessus de votre tête et appréciez.

❀ *Pump the Joy* – mélange et vaporisateur contre la dépression-tristesse

Bergamote, essence absolue de Jasmin sambac, Néroli, Menthe poivrée, Rose Otto et huile de noyau d'Abricot.

Pour en faire un vaporisateur, mélangez dix gouttes du mélange avec 10 ml d'eau. Vaporisez au-dessus de votre tête et appréciez.

Lorsque vous vaporisez les huiles, vous profitez de leurs bienfaits par inhalation et vous pouvez les faire durer, ainsi que vos mélanges pendant plusieurs mois.

❀ Huiles simples en remède contre les crampes

J'étais à l'aéroport de Seattle, en train de passer les douanes, lorsque j'ai commencé à avoir les pires crampes que j'ai eues de ma vie. Heureusement que j'avais ma fidèle bouteille d'huile de Menthe poivrée dans mon sac à main. J'ai rapidement appliqué cinq gouttes de Menthe poivrée sur mon ventre et le temps que je me rende à la file d'attente des douanes, les crampes s'étaient arrêtées. La Menthe poivrée est un antispasmodique. Une fois arrivée à la voiture, j'ai tout simplement massé mon ventre pendant cinq minutes. Ceci est un moyen naturel de soulager les douleurs reliées aux menstruations.

Pour une utilisation à la maison, je recommanderais dix gouttes de Menthe poivrée lors d'une urgence, pour le soulagement rapide des crampes atroces qui vous font tordre de douleur.

❀ Dragon Lady Flush pour la dysménorrhée – mélange pour les menstruations

Souffrez-vous de menstruations douloureuses et difficiles ? Si douloureuses que vous devez vous absenter du travail ou de l'école ? Quarante pour cent des femmes souffrent du **SPM** et les deux tiers des femmes souffrent de dysménorrhée. Les pires cas sont les menstruations abondantes. Pour vous, mes sœurs, la bouillotte sur le ventre est assurément un soulagement divin, et de plus pour arrêter les crampes un mélange antispasmodique serait l'idéal.

C'est ici qu'intervient ❀ *le Dragon Lady Flush pour la*

dysménorrhée.

Citron, Géranium, Menthe poivrée avec de l'huile d'Onagre.

Massez l'huile d'Onagre sur votre ventre (une cuillère à soupe) avec huit gouttes de Menthe poivrée (*Mentha piperita*). Pour arrêter les crampes et pour vous apaiser, ajoutez cinq gouttes de Citron (*Citrus limonum*) pour relâcher la tension, et finalement cinq gouttes de Géranium (*Pelargonium graveolens*) pour aider à diminuer l'écoulement et réguler votre flux menstruel, tel un contrôleur de la circulation fiable qui vous garde en sécurité. À chaque utilisation de ce mélange, je remarque que mes règles durent moins longtemps et les crampes sont contrôlées rapidement grâce aux propriétés hémostatiques de l'huile de Géranium, qui arrêtent les saignements. J'aime mettre une compresse chaude sur mon ventre pendant dix minutes pour faire cesser les crampes. C'est une manière relaxante de soulager votre ventre quand vos règles sont hors de contrôle.

Le concept derrière une expérience de diffusion d'huiles essentielles ou d'un massage aux huiles essentielles est centré sur le ressourcement pendant cette période du mois. J'ai beaucoup apprécié le nouveau livre de John Gray, " When Mars and Venus Collide ". Il y décrit l'importance pour les femmes de prendre soin d'elles-mêmes. Il explique que l'hormone ocytocine (qui signifie en grec accouchement rapide), hormone de l'amour et des câlins, est produite en grande quantité chez les femmes lors d'un massage. Lorsqu'une femme se sent écoutée et en sécurité, elle se détend. L'avantage de vaporiser des huiles essentielles sur soi réveille le souvenir réconfortant du massage que vous avez reçu.

🐚 Ménopause

La ménopause, en des termes simples, signifie que vous avez épuisé votre réserve d'ovules et que vous terminez la période fertile de votre vie. Pour certaines femmes, il faut plusieurs années pour atteindre la fin des cycles menstruels. Vous avez déjà entendu parler d'une femme qui est tombée enceinte à 60 ans ? La ménopause peut se produire au cours d'une vaste période de temps, qui varie pour chaque femme. Certaines femmes peuvent entamer leur ménopause au cours de la trentaine ou cela peut aller jusqu'à la fin de la cinquantaine ou même la soixantaine avant que la production d'ovules s'arrête. Les symptômes peuvent inclure des maux de tête, des bouffées de chaleur, la peau sèche, la sécheresse vaginale et des difficultés de concentration. Il y a un vaste choix d'huiles essentielles que vous pouvez utiliser pour soulager ces symptômes.

🐚 Mélanges pour le soulagement de la ménopause

❀ Headache Gooone

Vaporisateur

Lavande, Menthe verte et Menthe poivrée dans une huile de noyau d'Abricot

Mettre dix gouttes du mélange dans dix millilitres d'eau. Vaporisez et respirez.

❀ Flow

Huile pour le corps/parfum

Onagre, huile de rose musquée, huile de Tournesol, Jojoba et huiles essentielles de Camélia et Géranium

Massez votre cou/région de la glande thyroïde, votre abdomen et votre visage avec le mélange ❀ *Flow* avant le coucher. Ce mélange aide à surmonter la léthargie et à améliorer les niveaux d'énergie, surtout si votre glande thyroïde est un peu faible. Il est également excellent pour les peaux matures et pour atténuer les ridules.

🐚 Bouffées de chaleur

Lorsque vos vaisseaux sanguins fonctionnent de manière irrégulière, causant des montagnes russes de contractions et de dilatation, vous entrez dans le monde étourdissant des bouffées de chaleur. Votre débit sanguin augmente, élevant votre température corporelle et accélérant votre pouls. Vous devenez soudainement rouge comme une tomate en plein milieu d'une conversation et vous devez essuyer vos sourcils imbibés de transpiration. Cela vous dit quelque chose ?

Le mélange et vaporisateur pour bouffées de chaleur ❀ *Dragon Lady Flush Hot Flash Blend* vous rafraichira et vous apaisera.

La meilleure huile de base est notre championne, l'huile d'Onagre. Massez une cuillère à soupe de celle-ci sur votre ventre, combinée avec cinq gouttes chacune d'huiles essentielles de Géranium, de Citron et de Pamplemousse. Vous pouvez utiliser dix gouttes de ce mélange pour vous fabriquer un vaporisateur en le mélangeant avec de l'eau dans une bouteille conçue à cet effet. Agitez et vaporisez sur votre visage et votre tête lorsque vous avez une bouffée de chaleur et un épisode de transpiration.

❀ Mélange Dragon Lady Flush Hot Flash

Mélange d'huiles en format de 10 ml.

❀ Vaporisateur Dragon Lady Flush Hot Flash

Ajoutez dix gouttes du mélange **Dragon Lady Flush Hot Flash Blend** dans 10 ml d'eau. Agitez et vaporisez.

Allez-y, vous le méritez bien. Sortez le vaporisateur de votre sac à main et vaporisez-vous le visage ici même, au restaurant. Voilà ! Vous vous sentez mieux ?

Excellent pour les peaux matures !

❀ Mélange contre l'anxiété Chillax

Encens, Orange douce, Jasmin dans 10 ml d'huile de Jojoba. Ceci est un des mélanges/vaporisateurs préférés de mes clients quand ils ont besoin de se détendre.

❀ Vaporisateur Chillax : utilisez 10 gouttes du mélange dans une de nos bouteilles-vaporisateurs de 10 ml avec de l'eau. Aide à vous apaiser et à relaxer afin de rester confortable tout au long des montagnes russes de vos symptômes.

🐚 Soin des seins

La chanson " Milkshake " de Kelis, avec son refrain " My milkshake brings the boys in the yard " (mon lait frappé attire tous les garçons dans ma cour) me fait vraiment rire. Gloire aux seins ! Comment sont vos " seins " ces temps-ci ? J'adore mes seins, 100% naturels (pas d'implants). J'en prends bien soin.

On m'a identifiée comme étant une fille voluptueuse et plantureuse pour la plus grande partie de ma vie. Je me souviens lorsqu'ils sont apparus à la puberté comme un cadeau parachuté par le Père Noël. J'étais consciente que les hommes me remarquaient de plus en plus.. Dès l'âge de 13 ans, j'ai commencé à travailler comme caissière et pompiste dans l'entreprise familiale. En 1982 ma sœur Claude et moi avons participé à une émission de télévision. Notre prestation est maintenant sur Youtube dans un clip " Gas Girls Berthierville " et il a été visionné 10,000 fois depuis. Des voyageurs faisaient un détour par notre petite ville et demandaient " Où sont les Gas Girls ? Je veux voir les Gas Girls ! "

J'ai été pompiste durant toute mon adolescence. Je crois que ça m'a aidée à être moins timide avec les hommes en général. Grandir dans un garage débordant de testostérone vous amène à apprendre à établir votre place avec votre paquet d'œstrogène. Plusieurs femmes se voûtent et cachent leurs seins.

De mon côté, j'ai commencé à prendre soin de mes seins lorsque je me suis rendue compte de leur poids. Je me suis assurée d'en prendre bien soin et de les soutenir avec un harnais approprié. Mon soutien-gorge préféré est le ☆*Tab Bra*, de www.tabbra.com, conçu par Yvonne. Ce soutien-gorge offre un support optimal et corrige la posture pour améliorer la circulation. J'ai appris au cours des années que le soutien-gorge à armature étrangle les ganglions lymphatiques qui sont situés juste sous les seins et qu'il est vraiment mieux d'obtenir un support total à l'aide de bretelles plus larges.

Lorsque je fais de l'exercice, j'aime avoir un maintien total. Mon amie Tami (ma référence pour les solutions d'image) m'a souligné que porter uniquement un soutien-gorge de sport me donnait un look de " mono-sein ". Elle m'a dit que je devais séparer mes seins en portant un soutien-gorge de maintien sous mon soutien-gorge de sport. Elle avait raison. Maintenant, je me sens bien et mieux supportée. Essayer de courir avec le mauvais soutien-gorge, c'est douloureux! Je m'assure aussi de ne pas porter de soutien-gorge lorsque je suis à la maison. Je laisse mes seins en liberté.

C'est très bon pour la santé de prendre soin de ses seins : ils sont le prolongement de votre chakra du cœur, votre centre de l'amour et également la mezzanine de ressourcement de votre corps. Lorsque vous prenez soin de vos précieux atouts féminins, vous donnez de l'attention à la région de votre cœur, ouvrant celui-ci. Vous traiter avec amour vous rend disposée à prendre soin des autres paisiblement, sans ressentiment ou impression de sacrifice.

J'ai été heureuse d'utiliser l'aromathérapie et la réflexologie avec Diane. Les pieds sont les portes de l'âme et je suis enchantée par la découverte de Diane.

"Marina, il y a deux choses que j'ai retenues de nos séances. La première étant l'association surprenante entre nos pieds et les autres parties de notre corps appelée : réflexologie. J'étais vraiment très détendue. Les huiles essentielles que tu as utilisées lors du massage étaient également très apaisantes.

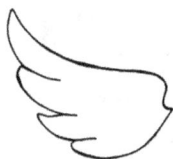

La deuxième chose et la plus mémorable est lorsque tu m'as dit qu'il fallait s'aimer. Ça me semblait plein de bon sens. Ça

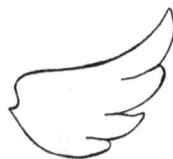

m'a beaucoup aidée. Je dis à mes garçons que je les aime cinq à sept fois par jour. J'ai toujours fait ça. Je dis également à mon mari et à ma mère que je les aime. Je n'ai jamais pensé de m'aimer. Je suis toujours dure avec moi-même et je recherche la perfection dans certains aspects de ma vie. Mon fils ainé, Markus, 10 ans, me ressemble. J'ai réfléchi à propos de l'amour de soi depuis cette conversation et cela m'a aidée. Je te remercie pour ça. À chaque fois que j'inhale des huiles essentielles que tu m'as vendues, je me rappelle qu'il faut que je m'aime. "

Diane Rauch

Mère et travailleuse autonome

Abbotsford, Colombie-Britannique

Traitement pour les seins à l'huile de Ricin

Pour un nettoyage en profondeur des seins, utilisez de l'huile de ricin sur un morceau 100% coton que vous appliquerez en cataplasme sur votre poitrine. Détendez-vous pendant une demi-heure. Ceci est un remède traditionnel qui est extrêmement puissant pour éliminer les toxines.

Les huiles essentielles sont mes meilleures amies. J'ai tendance à avoir des kystes aux seins, alors pour atténuer ce phénomène, je mélange de l'huile d'Onagre (deux cuillères à soupe) avec du Cyprès (huit gouttes), de la Camomille (huit gouttes) et de la Lavande (huit gouttes), que je masse sur mes seins aussi souvent que possible. Ça aide à réduire l'apparition de kystes.

Il y a plusieurs années, j'ai eu la chance de recevoir des traitements d'aromathérapie combinés avec la technologie

Derma Ray. J'avais une grosse bosse dans le sein gauche et après cinq séances, la masse avait été réduite de 80%. J'étais tellement satisfaite des résultats que j'ai décidé de devenir aromathérapeute afin de pouvoir suivre une formation pour inclure le Derma Ray dans ma gamme de traitements. J'ai étudié avec la Dre Sabina M. De Vita au De Vita Wellness Institute of Living and Learning en Ontario.

Dre DeVita est une professeure incroyable et elle est également auteure du livre ☆*Electromagnetic Pollution*. J'utilise beaucoup le Derma Ray depuis les cinq dernières années. Tel que mentionné précédemment, il aide à faire circuler la lymphe dans le corps, à réduire la taille des cellules graisseuses, à stimuler la circulation et il procure une sensation de légèreté et de fraicheur. Je m'assure également de recevoir un massage aux huiles essentielles aux quatre semaines.

Mon triangle d'équilibre est constitué d'un côté par une bonne nutrition, de l'autre par le repos, la relaxation et finalement par le plaisir et le jeu. J'aime également mettre des produits naturels sur ma peau. Mes ganglions lymphatiques, situés sous les aisselles (appelés ganglions axillaires), ne sont jamais exposés aux antisudorifiques, car ceux-ci contiennent de l'aluminium. Les pores des aisselles ont besoin de respirer donc j'utilise du déodorant fait à partir d'huiles essentielles. Je ne cuisine pas non plus avec des casseroles ou des poêlons en aluminium.

Les huiles essentielles de Bois de cèdre, Géranium, Lavande, Cyprès, Patchouli, Pin, Bois de santal, d'Arbre à thé, Ylang Ylang, d'Eucalyptus, Sauge sclarée et de Bergamote peuvent être utilisées efficacement pour rafraichir vos aisselles. Utiliser une bouteille avec vaporisateur ou un applicateur à bille pour les mélanger avec de l'eau, du vinaigre de cidre de pomme (excellent pour maintenir un pH équilibré sur la peau) ou un déodorant à base de cristal d'alun liquéfié. Ce cristal liquéfié est une bonne base pour un mélange d'huiles essentielles. La bruine déodorante de cristal est habituellement importée de Thaïlande, et celle-ci est un déodorant naturel miracle fait d'un sel minéral appelé alun de potassium, ou simplement alun, de son nom complet sulfate d'aluminium et de potassium dodécahydrate. Malgré le fait que la molécule contienne de l'aluminium, il est considéré comme étant inerte sous cette forme, tout en ne contenant ni parabène ni propylène glycol. Il est généralement mélangé à de l'eau purifiée et aux huiles essentielles de votre choix.

Ma recette préférée de déodorant naturel miracle est la suivante :

Mélangez vingt gouttes de chacune des huiles essentielles suivantes : Pin, Bois de santal et Patchouli, dans une bouteille de 50 ml contenant votre base préférée (eau et vinaigre de cidre de pomme ou cristal d'alun liquéfié). Ce déodorant naturel est un rêve en bouteille !

Déesse enceinte

Si vous êtes enceinte et que vous êtes à la recherche d'une solution pour garder votre ventre doux et lisse, mélangez dix gouttes d'huile essentielle de Néroli, dix gouttes de Lavande et dix gouttes de Mandarine dans une bouteille de 50 ml d'huile d'Avocat, de noyau d'Abricot ou d'huile d'Amande douce et massez sur votre ventre chaque jour afin de prévenir les vergetures.

Toutes mes amies qui étaient enceintes ont utilisé ce mélange et ont demandé à leurs maris de les masser. Aucune d'entre elles n'a eu de vergetures.

🐚 Allaitement

L'allaitement est tellement bon pour votre bébé. Pour vous assurer de produire assez de ce précieux lait, massez une goutte de Fenouil, une goutte de Géranium et une goutte de Citronnelle avec une cuillère à soupe d'huile végétale sur vos seins et appliquez une compresse chaude pendant dix minutes. Cela stimulera la production de lait, ces huiles étant des galactagogues.

À la fin de votre allaitement, massez trois gouttes de Menthe poivrée sur vos seins puis ajoutez une compresse chaude pendant dix minutes. La Menthe poivrée aidera à arrêter votre production de lait, étant un antigalactagogue.

L'huile raffermissante pour les seins est géniale pour donner à vos seins la fermeté qu'ils méritent. Mélangez trois gouttes d'huile essentielle de Citronnelle, trois gouttes d'huile essentielle de Géranium et trois gouttes d'huile essentielle de graine de Carotte (*Daucus carota*), merveilleuse pour la peau, le tout dans deux cuillères à soupe d'huile végétale. Appliquez sur vos seins à la sortie de la douche.

L'huile apaisante pour les seins est essentielle lorsque ceux-ci sont douloureux. Mélangez trois gouttes de Géranium, trois gouttes de Lavande et trois gouttes de Carotte (Daucus carota) avec deux cuillères à soupe d'huile végétale. Massez délicatement sur vos seins lorsqu'ils sont endoloris.

🐚 Un mot sur le cancer du sein

Le cancer du sein a emporté ma grand-maman Yvette et ma tante Suzanne. Ma chère belle-mère Huguette (davantage une sœur pour moi) est une fière survivante dans notre famille. Lorsque nous étions enfants, mon père nous disait : " Dépêchons-nous d'être heureux ! "

Je tiens à rendre hommage à toutes les femmes qui confrontent le cancer du sein. Elles sont nos guides dans notre quête qui consiste à prendre soin de nous-mêmes afin d'être en santé. Durant toute ma vie, j'ai encouragé les gens autour de moi afin qu'ils adoptent un mode de vie sain incluant de l'exercice, le contrôle du poids et une nutrition améliorée. Ces changements majeurs dans leur style de vie peuvent être introduits graduellement et auront un effet puissant sur la diminution de leurs risques de maladie.

La meilleure recommandation que je puisse faire sur le cancer et les huiles essentielles est de vous inviter à introduire l'inhalation de vos huiles préférées dans votre quotidien. Les huiles essentielles peuvent vous aider à garder le moral durant cette période de maladie. D'après mon expérience avec des amis, des membres de ma famille et des clients affectés par le cancer, la famille des agrumes possède un don pour remonter le moral : Pamplemousse, Orange, Citron, Lime et Mandarine.

Parlons de sexe (et d'huiles essentielles)

Parlons maintenant de vos vibrations concernant votre vie sexuelle. Vous pouvez développer vos " vibrations éclatantes post-coïtales " avec ces huit paires d'Ailes faciles à suivre.

Avez-vous déjà remarqué à quel point vous vous sentez plus séduisante après avoir eu des ébats sexuels vraiment satisfaisants ?

Êtes-vous excitée par vous-même ? Sinon, il y a de bonnes chances que votre partenaire potentiel ne le soit pas non plus.

Votre nez le sait… lorsque vous ressentez une attraction magnétique envers quelqu'un, il y a de l'attirance sexuelle. La puissance des phéromones est très excitante, c'est le moins qu'on puisse dire. Selon Wikipédia, le mot phéromone vient du grec *phero* " transporter " et *hormone* " impetus ", ou force vitale.

Une phéromone est un facteur chimique sécrété ou excrété qui déclenche une réponse sociale parmi les membres de la même espèce. Les phéromones sont des composés chimiques qui agissent hors du corps de l'individu qui les sécrète en ayant un effet sur le comportement de l'individu qui les reçoit. Il existe des phéromones d'alerte, de recherche de nourriture, sexuels et plusieurs autres ayant un effet sur le comportement ou la physiologie. Lorsque vous avez faim, vous sentez la proie, tout comme le renard sent la poule avant de l'attraper.

Les femmes qui produisent des phéromones féminines, appelées copulines, en quantités supérieures à la moyenne, ont davantage de succès avec les hommes, dans leur zone d'attraction. Lorsque vos niveaux de copuline et d'androsténol sont élevés, vous pouvez élever le taux de testostérone d'un homme de 150%. Du plaisir garanti.

J'adore créer des mélanges aphrodisiaques pour vous garder sur le vif. Lorsque vous portez un sublime mélange d'huiles essentielles pures…attention, c'est votre lubrifiant social, votre briseur de glace, votre aimant sexuel. J'ai créé un aphrodisiaque très sensuel appelé ❀ *Wanted.* Êtes-vous désirée ? Sinon, portez ceci et voyez la file se former derrière vous. L'aphrodisiaque ❀ *Wanted* est décrit à l'Aile #8. Serez-vous capable d'attendre ?

Aile #1

Souriez comme si vous vouliez faire bronzer vos dents. Faites un grand sourire !

Le pouvoir du sourire est la façon ultime de connecter avec les autres et d'attirer l'énergie positive dans votre vie. Si vous avez un " visage de béton ", que vous êtes super-sérieuse tout le temps et avez peur de sourire de crainte de fissurer votre visage crispé, s'il vous plaît essayez. Souvenez-vous que sourire utilise 17 muscles et froncer les sourcils en utilise 47. Lorsque vous souriez, vous dites oui à la vie, aux gens, à l'univers, à l'amour. Souriez comme si vous tentiez de faire bronzer vos dents. Cela fera augmenter vos vibrations de manière spectaculaire.

Pour vous aider à mieux sourire, vous pouvez essayer mon baume à lèvre *Lick & Bite*, fait de cire d'abeille et du sirop d'érable de la cabane à sucre de mon père, au Québec. Vos lèvres seront lisses, séduisantes et hydratées. Mmmmouah, gros becs sucrés. XXX

Aile #2

Une peau éclatante

Votre peau a besoin d'attention, et une exfoliation avec le Gant Renaissance est l'étape numéro un de votre douche. L'utilisation d'huiles essentielles pour vous guérir inclut l'utilisation de lotions pour le corps aux huiles essentielles. Ce bienfait supplémentaire vous fera sentir comme une princesse. Assurez-vous que votre temple est fort en faisant de l'exercice pour garder votre corps aussi solide que le roc. Un corps ferme est un atout précieux pour votre santé. Augmentez votre tonus musculaire afin de protéger vos os.

Afin d'aider votre peau à rester hydratée et soyeuse, utilisez mes lotions toutes naturelles : *Marie-Jeanne de France* (Lavande), *Creamsicle* (Mandarine et Vanille), *After Sex Glow* (Ylang Ylang), *Aloha Mermaid* (huile Kukui d'Hawaii, Gardenia et Plumeria), *Buddha Yoga Fresh* (Citronnelle), *Gladiator Awakening* (Menthe poivrée et Menthe verte). Des gels-douche sont également disponibles.

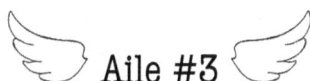

Aile #3

La méditation

Entrez dans le vortex de création en commençant à vous détendre et à méditer quelques minutes par jour. Visualisez l'ouverture entre vous et le Divin, la Source, Dieu, la Déesse, votre alignement avec votre Être Supérieur et la Source de toute chose. Cessez de résister face à votre don et abandonnez-vous afin d'être en mesure de partager votre bénédiction. Vivre dans l'extase créative est la vie de mes rêves et je suis le créateur de ma vie.

Entourez-vous d'huiles essentielles pour vous aider à vous connecter et à vivre avec votre nature créative. Établissez un sanctuaire spirituel dans votre maison, votre chambre, votre automobile, la forêt, au travail…n'importe où, pourvu que cela fonctionne pour vous. J'aime énormément les chansons en Sanskrit de Snatam Kaur pour ça. La musique est un moyen très agréable d'élever votre connexion spirituelle avec l'Infini. En haut comme en bas, la forme de l'infini ∞ est un bon symbole à utiliser. Ces produits vous aideront à entrer en méditation ou dans une zone de clarté et de paix.

Le vaporisateur ❁ *Salute the Sun* (eau, Néroli, Jasmin, Citron)

Le vaporisateur ❁ *Green Wing* (eau, Cyprès, Menthe poivrée, Lime)

Le vaporisateur ❁ *White Wing* (eau, Lavande, Orange, Bois de santal)

Inhalateurs *Nose Job* ❁ *Crystal Clear,* ❁ *Sports,* ❁ *I Believe,* ❁ *Pure Potential* et ❁ *Limitless* pour vous aider à stimuler l'hémisphère droit du cerveau pour activer votre inspiration de pure créativité tout en restant ancrée sur terre. Souvenez-vous que votre nez connait vos besoins. Fiez-vous à votre instinct et choisissez celui qu'il vous faut.

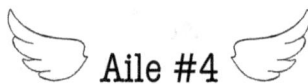

🪽 Aile #4 🪽

La puissance de votre main gauche et le sexe tantrique

Entendez-vous maintenant la célèbre chanson sensuelle " Sexual Healing " de Marvin Gaye? Ma main gauche est ma meilleure amie. Ne me décevant jamais, elle sait quoi faire pour me faire plaisir inconditionnellement. La libido est dans la tête, le cœur, le corps. La libido, tel un cheval sauvage, vient et repart. La libido vit dans le monde fantaisiste de votre imagination. J'aime glisser sur les vagues de ma libido. Lorsque je suis excitée et enjouée, je me sens vivante et la vague de mon énergie sexuelle me transporte vers l'ultime paroxysme d'une montagne russe orgasmique que moi seule sais comment apprécier. Ode à la main gauche, qui peut être votre meilleure amie. Le sexe Tantrique est également une passerelle vers la meilleure connexion, une expérience intense à la fois sur le plan sexuel et spirituel, entre deux âmes.

" L'énergie sexuelle est une de nos plus puissantes énergies pour créer la santé ", selon Christiane Northrup, M.D., auteure de Women's bodies, Women's Wisdom. En utilisant notre énergie sexuelle consciemment, nous pouvons puiser dans une véritable source de jeunesse et de vitalité.

Le Tantrisme a émergé en Inde il y a plus de 6,000 ans. Le Tantrisme est issu d'une rébellion contre la religion organisée, qui véhiculait que la sexualité devait être rejetée afin d'atteindre l'illumination. La sexualité est notre passage vers le divin. Les plaisirs terrestres comme manger, danser et exprimer sa créativité sont des gestes sacrés. Le mot Tantrisme signifie " manifester, développer, montrer, tisser". Dans ce contexte, le sexe est le prolongement de notre conscience et tisse ensemble le masculin (Shiva, le Dieu Hindou) et le féminin (Shakti, la Déesse Hindoue), créant un tout harmonieux. Les pratiques tantriques nous enseignent comment prolonger l'acte amoureux et comment utiliser l'énergie orgasmique potentielle plus efficacement.

Êtes-vous effrayée, fascinée, curieuse, excitée par votre sexualité ? Écoutez votre boussole intérieure et ouvrez la porte.

Massez-vous ainsi que votre partenaire avec le mélange suivant. Aidant à vous détendre et à vous connecter, l'huile pour le corps ❀ *Sexy Mermaid Body Oil* contient de l'huile d'Onagre, de noyau d'Abricot, de Jojoba, ainsi que de la vitamine E et de l'huile essentielle d'Ylang Ylang (Cananga odorata). Elle vous accompagnera dans votre odyssée et voyage vers la sensualité.

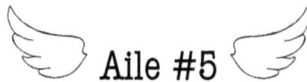

Aile #5

Changement de mentalité

Vous voulez être dans la catégorie des " femmes cool ". Pourquoi ? Parce que être une femme cool, c'est être en contrôle de ses émotions, c'est avoir une bonne attitude et c'est côtoyé des gens qui aiment être en votre compagnie, L'état d'esprit dans lequel vous êtes est crucial. Lorsque vous croyez en vous-même et en vos rêves, votre monde est solide comme du roc. Si vous ne croyez pas en vous, c'est difficile pour les autres de le faire.

L'état d'esprit est une priorité. Vos convictions travaillent avec et pour vous lorsque vous attirez des relations fructueuses et des évènements positifs dans votre vie. Vos pensées créeront vos émotions et vous propulseront dans l'action. Êtes-vous une personne d'action ? Prenez-vous les devants ? Êtes-vous enthousiaste face au succès ?

J'aime toujours rencontrer des gens ordinaires qui accomplissent des choses extraordinaires. La vie est tellement courte, plongez dedans et vivez. Mes sœurs du cercle d'Équinoxe et moi utilisons le mantra " J'entre dans ma puissance, je pose mes limites et je dis ma vérité authentique chaque jour et sans effort. " Ensuite nous nous exclamons devant tous les miracles et les synchronicités qui nous arrivent. C'est merveilleux !

L'inhalateur ✿ *Nose Job* que j'ai appelé ✿ *I Believe* est hautement recommandé pour vous aider à passer de la parole à l'acte.

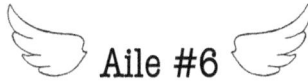

Aile #6

Le pouvoir des vêtements

J'adore écouter les histoires de gens à l'apparence ordinaire qui vivent une métamorphose extrême. Avec l'aide d'une équipe d'experts, la personne choisie est transformée de la tête aux pieds et est par le fait même propulsée dans une nouvelle sphère de succès, vers son plein potentiel.

Je suis toujours excitée de voir les changements et les réactions des proches de cette Cendrillon des temps modernes. J'ai toujours peine à croire qu'il s'agit de la même personne. Après la perte de poids, la bonne coupe de cheveux, la sélection du meilleur style de vêtement pour leur morphologie, les dents refaites, la peau traitée et les conseils d'experts : coach de vie, l'entraineur et des stylistes sont tous là pour soutenir le processus de transformation. Le papillon naît avec l'aide de cette équipe. C'est l'émission de télévision ultime à regarder et elle produit un message fort et fabuleux d'espoir pour la personne choisie. La puissance de la métamorphose est immense dans notre société actuelle, donc Marie-Lyne et moi travaillons sur un projet que nous appelons les " Elles " de la Transformation, pour vous aider à vous métamorphoser, avec l'aide d'une équipe solide d'experts. Restez à l'affût.

Apprenez comment vous habiller pour attirer, s'habiller

pour séduire ou s'habiller pour relaxer (comme on dit si bien au Québec : s'habiller en mou). Je ne suis pas la meilleure en mode, mais j'aime recevoir de l'aide de spécialistes de l'image qui ont l'œil pour trouver le meilleur look pour chaque type de corps. Recherchez leur aide si vous en avez besoin afin de pouvoir accentuer vos atouts et vous sentir bien dans vos vêtements.

Pendant des années j'ai eu l'habitude de camoufler ma poitrine, j'étais timide. À présent, j'honore ma féminité en arborant un concept plus ouvert pour " mes seins ".

Afin d'aider votre estime personnelle à monter en flèche, essayez l'inhalateur ❀ *Nose Job* appelé ❀ *Pure Potential*. Soyez libre et soyez <u>vous-même</u>.

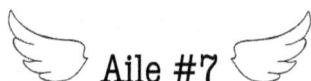

Aile #7

Le pouvoir des hanches

Bougez vos hanches, La chanson de Shakira " Give it Up to Me " me donne envie de bouger mes hanches encore et encore. Vous pouvez tout avoir, tout ce que vous voulez dans le monde ! Cette beauté latine est vraiment une sirène séduisante.

Je suis fascinée par l'eau, les vagues, les sirènes et les grenouilles depuis que je suis une toute petite fille. La grenouille est un symbole de nettoyage et de détoxication par l'élément eau. Je suis une Québécoise, une " Frog " ! J'adore la danse, danser et regarder les gens danser. J'aime le mouvement, les vagues. Mes hanches sont le baromètre de ma bonne humeur. Lorsque je suis heureuse, je me déhanche. Amenez par ici les tapis rouges, les défilés de mode et tout le reste ! Ça me fait tellement rire !

Lorsque je suis venue à Vancouver pour un court voyage (un mois) en 1995, j'ai vu la sculpture de la petite sirène sur son rocher. Vous pouvez la voir en faisant la promenade sur le bord de la mer au Stanley Park, à Vancouver. Elle m'a touchée profondément. J'ai donc suivi mon cœur et il m'a guidée vers la Côte Ouest.

Je suis également tombée en amour avec la statue de l'Ange de la Victoire qui aide un soldat tombé au combat à s'élever vers le ciel. L'emblématique statue de bronze de Gastown fût conçue par Cœur de Lion McCarthy en 1921 en commémoration des 1100 travailleurs du chemin de fer Canadien Pacifique qui sont morts pendant la Première et la Deuxième Guerre Mondiale. Cette statue me rappelle l'art de la Renaissance. Lorsque je suis arrivée à Vancouver en août 1997, j'ai grimpé sur la statue et j'ai, comme l'ange, tenu la main du soldat. Mon soldat de l'amour. C'est une de mes images préférées de Vancouver. Ce n'est pas une coïncidence si mon logo Marina Mermaid (Aroma Marina) est un ange et une sirène tenant une perle vers le ciel.

Il y a une multitude de légendes à propos des sirènes. J'aime celle qui raconte l'histoire d'une sirène assise sur un rocher qui peignait ses longs cheveux avec un peigne fait en coquillage. Deux jambes humaines lui sont apparues et elle a caché sa queue de poisson sous le rocher. Les sirènes aiment les fêtes avec des chants et de la danse. Les sirènes aiment danser, et danser avec les humains. Elles peuvent facilement tomber amoureuses du premier regard. Elles peuvent rendre les hommes amoureux d'elles également. Parfois, elles se font prendre par des hommes qui connaissent la légende de la queue de poisson cachée, ils la cachent à un autre endroit et les sirènes ne peuvent plus jamais retourner à leur maison, dans la mer.

J'ai entendu à de nombreuses reprises des experts de l'entraînement physique dire que les articulations de la hanche sont faites pour bouger et que lorsque celles-ci bougent librement et sont pleines de liquide synovial, votre vie devient fluide et votre santé éclatante. Prendre les devants en gardant vos hanches souples est une manière puissante de gagner en sagesse et de conserver votre jeunesse. Lorsque vous dansez, allez puiser dans votre banque de souvenirs érotiques afin de vous connecter avec votre énergie sexuelle.

Bougez vos hanches le plus souvent possible. La danse du ventre est une excellente façon de vous connecter avec votre feu Éros. Votre énergie féminine yin s'épanouira le plus lorsque vous apprenez une nouvelle manière de vous déhancher. Je trouve que le Hip Hop est super pour moi, car cette danse possède un côté très yang/masculin et que le yin et le yang se marient très bien lorsque je danse le hip hop.

Promettez-vous d'apprendre un nouveau style de danse : la danse latine, la danse en ligne avec votre chapeau de cowboy et vos bottes sexy, peu importe pourvu que ça vous apporte du plaisir. Sachez que votre deuxième chakra (la roue d'énergie en Sanskrit), qui est situé dans votre ventre, le bas de votre dos et dans vos organes reproducteurs, est centré sur votre énergie sexuelle et sachez comment ressentir vos émotions. Dansons ! Vous pouvez masser votre ventre avec quelques gouttes de ❀ *Flow* et de ❀ *Sexy Mermaid* afin de vous enflammer et de danser comme s'il n'y avait pas de lendemain !

Le parfum/huile pour le corps biologique ❀ *Flow* est composé d'huile d'Onagre, un anti-inflammatoire qui aide également à stabiliser le taux de cholestérol. L'huile de noyau d'Abricot est aussi un excellent anti-inflammatoire chargé de vitamines A, D et E. L'huile de Jojoba, notre agent de conservation naturel, est également un anti-inflammatoire. L'huile essentielle de Géranium (*Pelargonium graveolens*) aide à activer la lymphe et la circulation. ❀ *Flow* peut vous aider à bouger votre corps et à vous sentir en confiance. Il peut également être utilisé comme parfum naturel.

Le parfum/huile pour le corps ❀ *Sexy Mermaid* est fabriqué à partir des mêmes huiles aux propriétés anti-inflammatoires (huiles d'Onagre, de noyau d'Abricot et de Jojoba), avec de l'huile essentielle d'Ylang Ylang (*Cananga odorata*) pour vous calmer lorsque vous ressentez de la panique. En plus d'être excellente pour le système reproducteur féminin, son odeur sucrée ensorcellera plusieurs admirateurs.

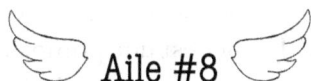

Aile #8

Soyez excitée par vous-même

Est-ce que vous vous rappelez la chanson " I'm too Sexy " par Right Said Fred ? " I'm too sexy for my shirt... "

Être une femme comporte de nombreux avantages puissants. Quand vous libérez votre puissance et que vous exprimez votre énergie sexuelle, votre charme devient hypnotisant et le ciel devient votre limite. Vous êtes responsable de lancer vos flèches d'amour. J'appelle cela "faire des cercles ", comme un caillou lancé dans un étang. Vous syntonisez des fréquences plus élevées, comme une station de radio que tout le monde veut écouter. Vos antennes bourdonnent. Assurez-vous de savoir à quel point vous êtes attirante. Vous sentez-vous chaude et brûlante, belle et splendide ? Lorsque vous entrez dans l'état puissant de la flamme brûlante de la matrice féminine, vous faites en sorte que les gens autour de vous se sentent mieux plus aimés et en paix. En tout temps, vous pouvez augmenter la puissance de votre charmant ensemble d'attributs afin de maintenir de hautes vibrations d'amour dans votre vie. Honorez-vous!

Pour vous aider à vous sentir plus séduisante, j'ai créé l'aphrodisiaque Wanted, un mélange de Jojoba avec du : Jasmin, du Patchouli, de l'Orange, du Pamplemousse, du Bois de santal, de l'Encens, du Ylang Ylang, du Poivre noir et de l'amour. Retrouvez votre Aphrodite intérieure, la Déesse grecque de l'amour, et amusez-vous. Vous le méritez ! J'apprécie beaucoup travailler avec des femmes qui ont acquis de la confiance en elles grâce à des expériences ou elles ont pris soin d'elles-mêmes. Heather est une pompière d'expérience qui sait comment mener les femmes vers l'indulgence, le plaisir et la relaxation.   Elle est pour la Wonder Woman de la réalité ! Je détends le monde une femme à la fois !

Les services de Marina font partie des Ultimate Scrapbook Retreats (Retraites Ultimes de Scrapbooking) depuis plus de cinq ans. Marina a probablement traité les 500 femmes qui participent à nos retraites au moins une fois, et certaines d'entre elles ont été traitées à de nombreuses reprises. Marina a gagné les cœurs de toutes les participantes avec sa personnalité accueillante, attentionnée, authentique et amicale.   Les participantes s'attendent à voir Marina aux retraites et l'aiment beaucoup !

Avec la vaste gamme de services qu'elle offre, allant de la lecture de cartes d'anges aux chandelles auriculaires, en passant par les massages aux huiles essentielles et la réflexologie...elle se garde occupée pendant nos retraites. Chaque cliente en ressort heureuse et énergisée !

> En tant qu'organisatrice, Marina est une personne avec qui il est agréable de travailler. Son souci du détail, son professionnalisme et sa simplicité aident à rendre les rencontres avec elle inoubliables.

Nos retraites ne seraient pas les mêmes sans le sourire radieux de Marina et son énergie positive.

Heather Wilson

Organisatrice des Ultimate Scrapbook Retreats et pompière séniore à Burnaby

Colombie-Britannique, Canada

www.ultimatescrapbookretreats.blogspot.com

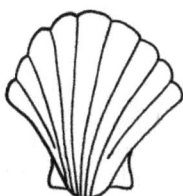

Coquillage des enfants

Les enfants et les huiles essentielles

Les enfants sont précieux et sensibles. J'aurais tellement aimé avoir connu un aromathérapeute lorsque j'étais enfant. Je connais maintenant la puissance de l'odorat. En présence d'enfants, je préfère utiliser les huiles essentielles dans un diffuseur. Puisque ça doit être doux, une dilution très faible est toute indiquée. Rappelez-vous qu'avec des enfants, il faut <u>évitez l'excès</u>. Mon objectif est de partager le pouvoir des huiles essentielles avec les enfants spéciaux et sensibles qui sont affectés par le stress, l'anxiété et l'hyperactivité.

" J'ai seulement neuf ans et je me sens confortable, au chaud et en sécurité lorsque je vois Marina. C'est une expérience spirituelle. J'aime les huiles essentielles d'agrumes et le baume à lèvre au sirop d'érable pour son goût sucré. Une rencontre avec Marina, passer du temps de qualité avec elle, c'est du confort, du pouvoir et des fleurs. "

Jessica Brisdon
North Vancouver
Colombie-Britannique

La Coriandre, l'Aneth, l'Eucalyptus citronné, la Camomille romaine, le Sapin, l'Encens, l'Hélichryse, la Lavande, le Manuka, la Myrte, le Néroli, le Palmarosa, le Petitgrain, le Ravensara, le Bois de rose, le Bois de santal, le Nard, l'Arbre à thé et le Vétiver sont des huiles très douces et sucrées qui sont parfaites pour le diffuseur dans une maison avec des enfants. Ils apprécient également la famille des agrumes.

Gardez toujours les huiles essentielles hors de la portée des enfants. Le cadeau le plus important que vous pouvez donner à vos enfants est de passer du temps de qualité avec eux. Vous pouvez mettre de l'eau et quelques gouttes d'huile essentielle (cinq gouttes) dans un diffuseur dans leur chambre et le démarrer quinze minutes avant la routine du coucher afin de créer une atmosphère de détente dans leur petit monde. C'est le meilleur temps pour vous connecter avec eux en leur lisant une belle histoire avant l'heure du coucher.

Ils vous remercieront.

Ma maman Pierrette nous chantait ceci avant de fermer la porte de notre chambre : " Rou-doudou-doudou ! "

Ces mots n'ont aucun sens, mais ils prenaient toute leur importance lorsqu'elle les chantait en faisant des ronds avec sa main, me saluant lorsque j'étais enfant !

Bonne Nuit ! Je t'aime !

Tami, Jacqueline, Marina et Yuki au Serenity Studio Beauty par Jacqueline

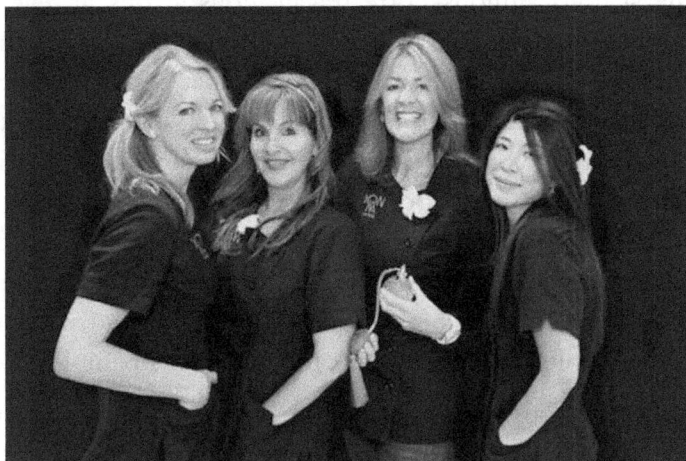

Survivante après deux cancers, j'ai appris à prendre soin de moi. Une des façons de le faire est de recevoir des massages aux huiles essentielles régulièrement. J'adore les odeurs de Lavande, Menthe poivrée, Menthe verte et Géranium.

Marina, mon aromathérapeute, est curieuse de nature. Elle crée ses mélanges d'huiles guérisseuses et partage sa passion avec beaucoup d'enthousiasme. Ses massages sont une expérience divine, apaisante et joyeuse que je souhaite à tous.

Avec amour,
Jacqueline Couture-Brisdon
Propriétaire/gérante
Beauty by Jacqueline & Co
www.beautybyjacqueline.com

" Marina et moi avons eu le plaisir de travailler ensemble sur les plateaux de tournage pendant de nombreuses années. Même si nous aimions notre travail, nous avions le rêve de mener une carrière dans le monde de la beauté et de la santé. À cette époque, ma mère menait un combat contre le cancer. Avec l'aide de Marina, elle a combiné les huiles essentielles à sa thérapie afin d'avoir un soulagement supplémentaire. Marina est vite devenue mon aromathérapeute officielle, faisant en sorte que ma mère et moi puissions bénéficier du pouvoir des huiles essentielles. J'ai trouvé que les huiles essentielles aidaient à nous maintenir unies et protégées, surtout lors de fréquentes visites à l'hôpital et dans certains moments plus pénibles.

Lorsque ma mère a quitté ce monde, mon rêve était de devenir mère, et quelques années plus tard je suis tombée enceinte. Marina était encore mon aromathérapeute, non seulement pendant les neufs mois de ma grossesse, mais également lors de la naissance de mon fils Trenton, resplendissant de santé, venu au monde entouré de musique relaxante dans une chambre d'hôpital parfumée aux huiles essentielles de rose, de jasmin et de lavande. Récemment, Marina m'a aidée, grâce à son mélange d'huiles, à gérer la douleur et potentiellement réduire des fibromes utérins. Elle a créé un mélange d'huile d'Onagre avec du Pamplemousse, du Géranium et du Citron que je dois mettre sur mon ventre quotidiennement. Le jour de ma chirurgie au laser, je me sentais prête, en contrôle et avec beaucoup moins de douleur. Que Dieu bénisse les huiles essentielles ! En passant, je suis maintenant en train de vivre mon deuxième rêve, j'aide maintenant les femmes à être belles, grâce à ma carrière florissante dans le domaine de l'esthétique "

Tami Esau, esthéticienne certifiée

Serenity Studio Beauty by Jacqueline

North Vancouver, BC, Canada

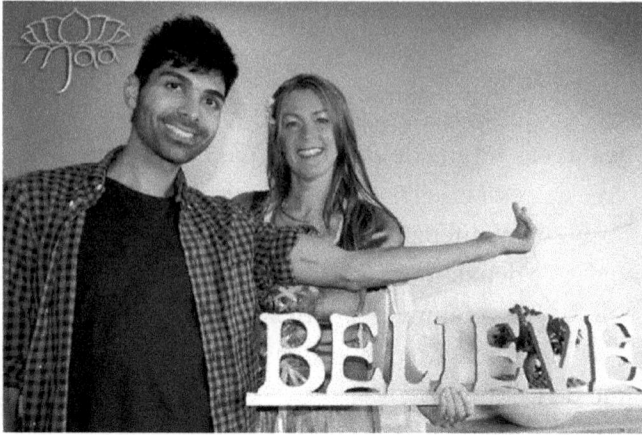

Je suis instructeur de yoga et propriétaire d'un studio depuis cinq ans. Œuvrant dans le domaine du mieux-être et de la santé, j'ai eu la chance de rencontrer plusieurs personnes talentueuses, dont Marina. Après ma première séance avec elle, je me suis senti comme si je prenais possession de mon propre corps, son énergie et ses soins dépassaient mes attentes. Elle possède un véritable don pour percevoir les besoins d'une personne à une période précise de sa vie et elle lui apporte la paix d'esprit en même temps qu'une force intérieure profonde. J'ai vécu des moments de clarté avec elle et son toucher doit être partagé avec les autres. Marina est une vraie guérisseuse et une âme vraiment unique. Je suis honoré et reconnaissant d'avoir le bonheur de la connaitre en tant qu'amie, guérisseuse de l'âme et porteuse de bonne humeur.

Merci – je te serai éternellement reconnaissant. La vie est belle.

Ton ami,

Farhad Khan

Fondateur et propriétaire du Maa Yoga & Wellness Studio

Propriétaire du Maa Lotus à Boutique Spa

Un merci tout spécial à mes chers amis de l'industrie du film vous qui avez laissé mes mains toucher votre temple ! Vous êtes Divins ! Marina xxx

Amy Carlson, Bellamy Young, Bridget Moynahan, Brooke Shields, Bruce Thomas, Brittany Murphy, Chad Lowe, Chris Kramer, Christian Slater, Dhirendra, Dominic Purcell, Don Davies, Eric Stoltz, Gil Bellows, Hilary Swank, Holt McCallany, Indira Varma, Jackie Earle Haley, Jennifer Beals, Jensen Ackles, Kandice McClure, Kevin Sorbo, Kristin Lehman, Malcolm Jamal Warner, Mark Valley, Mary Steenburgen, Michelle Ryan, Mireille Enos, Molly Shannon, Nine Inch Nails (Trent Reznor), Peter O'Meara, Red Hot Chili Peppers (Anthony Kiedis), Ricky Martin crew, Robin Wright Penn, Samantha Crew, Scarlett Chorvat, Sebastien Roche, Stanley Tucci, Ted Danson, Tim Daly, Thomas Haas Chef Chocolatier, Tom Berenger, Vera Farmiga, Wesley Snipes.

Une séance avec Marina est une expérience à savourer et à se remémorer. Elle comble vos sens avec les arômes exquis de ses huiles et dégage des tensions accumulées avec ses mains fortes et aimantes. Très relaxant et énergisant.

Doug Edwards, musicien, compositeur

Groupe de musique Chilliwack, Colombie-Britannique

Après une séance avec Marina, ses mains guérisseuses et les pressions délicates, je me sens totalement aimée, détendue et prête à conquérir le monde de nouveau. Je me sens tellement chanceuse et bénie de l'avoir dans ma vie. XOXO

Debbie Geaghan, superviseure des costumes

Industrie du film, B.C., Canada

Marina est dédiée à son art et porte une attention personnelle à tous ses clients, deux qualités que je recherche chez un professionnel du mieux-être. Je quitte son studio me sentant énergisé et détendu, prêt à affronter les contraintes de la vie... du moins jusqu'à mon prochain rendez-vous avec elle.

Kevin Santarossa, département des accessoires

Industrie du film, Colombie-Britannique

Marina est un génie de la relaxation pour votre corps. Ses massages aux huiles essentielles et ses massages de réflexologie sont tout simplement les meilleurs que j'aie connus ! Sa passion pour la santé et le mieux-être est insurpassée.

Susie Meister

Planificatrice d'évènements, foire du mariage.

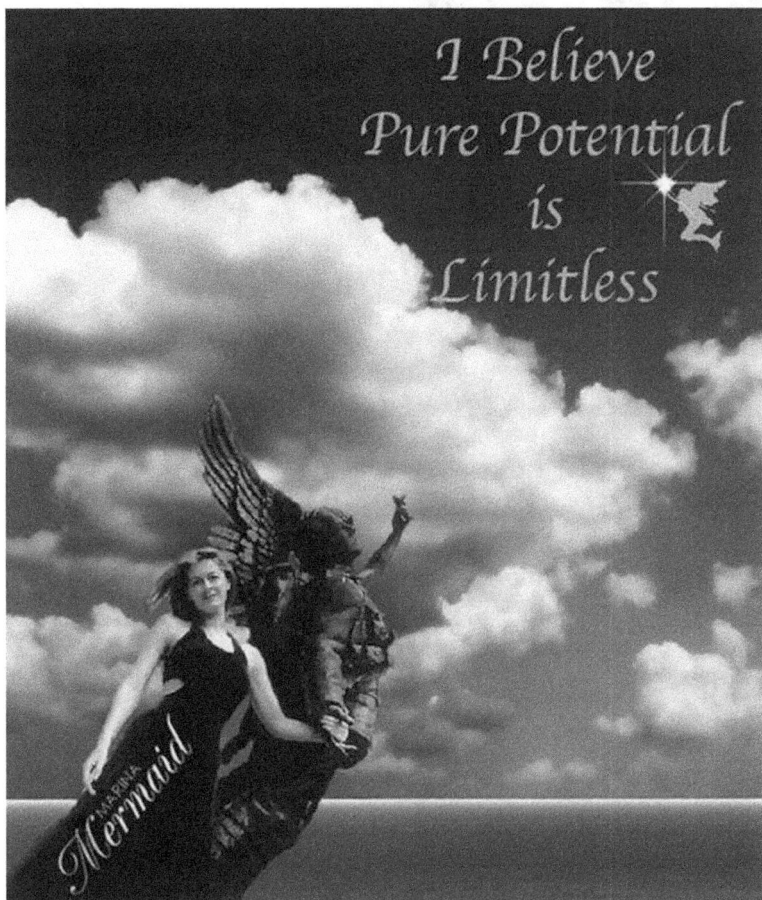

I Believe
Pure Potential
is
Limitless

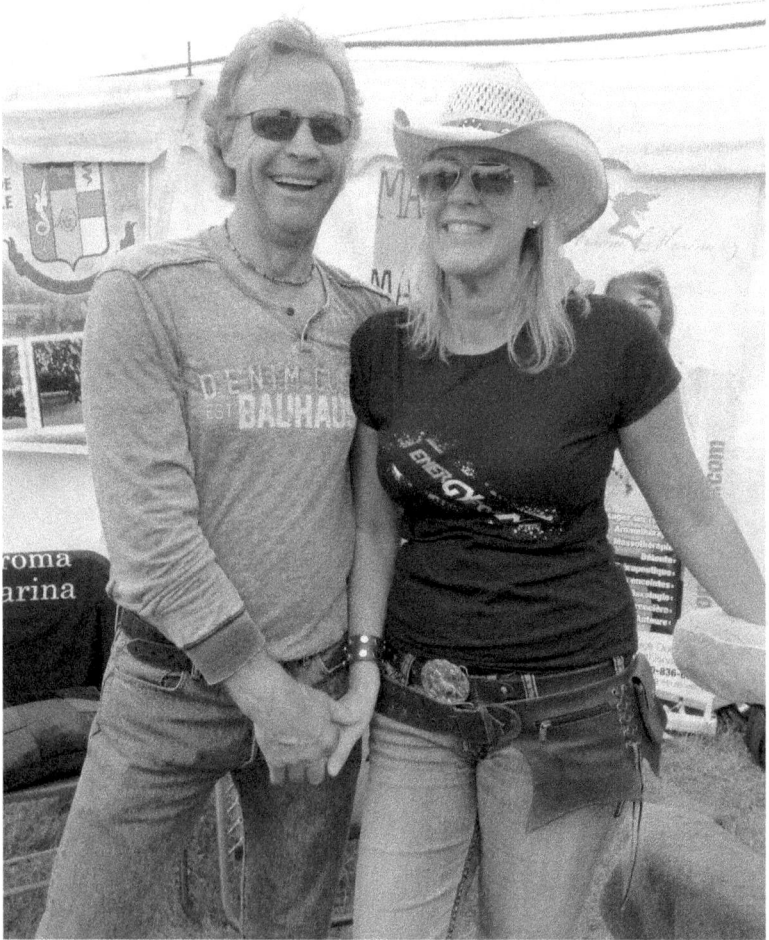

Avec mon pilier du bonheur Gerry qui dit toujours : " Le bonheur c'est comme le sucre à la crème, quand on en veut on s'en fait. "

Annexes

Méthodes d'inhalation

Directement à partir de la bouteille : ouvrez votre bouteille préférée et respirez avec joie !

Sur les mains : déposez une goutte dans vos mains, frottez-les ensemble dans le sens des aiguilles d'une montre, placez-les par-dessus votre nez et inhalez.

Mouchoir de tissu ou de papier : Déposez une goutte d'huile sur le mouchoir. Vous pouvez le garder avec vous et le sentir au besoin, le placer sur la bouche d'aération de votre chambre d'hôtel et mettre la ventilation au niveau maximal pendant dix minutes pour purifier l'air de votre chambre ou l'insérer dans votre taie d'oreiller avant de vous coucher.

Inhalation à la vapeur : mettre trois gouttes dans une douche équipée d'un système de vapeur afin de profiter d'une somptueuse thérapie à la vapeur. Vous pouvez également ajouter deux à quatre gouttes d'huile dans un bol d'eau chaude, puis placer votre tête au-dessus et inhalez lentement pendant quelques minutes. Placer une serviette sur votre tête aide à garder la chaleur plus longtemps.

Diffuseur pour la maison : Ajoutez entre cinq et quinze gouttes d'huile essentielle (selon la grandeur de la pièce) dans un diffuseur nécessitant l'ajout d'une bonne quantité d'eau. Mon préféré est le diffuseur ultrasonique. Suivez les instructions du manufacturier.

Brûleur à huile : Ajoutez deux ou trois gouttes dans l'eau de la soucoupe chauffée par une chandelle. Suivez les instructions du manufacturier.

Diffuseur en anneau pour ampoule électrique : Ajoutez deux ou trois gouttes d'huile dans l'anneau et placez-le sur une ampoule allumée. Suivez les instructions du manufacturier.

Feu parfumé : Ceci est incroyable ! Ajoutez deux gouttes d'huile essentielle sur chaque bûche avant d'allumer le feu. C'est fabuleux à Noël !

Diffuseur pour la voiture : Ajouter trois gouttes de Menthe poivrée, d'Orange ou de Menthe verte dans le diffuseur pour la voiture, que vous branchez dans l'allume-cigarette. Cela vous gardera alerte pendant que vous conduisez.

Aspirateur : Déposez trois à cinq gouttes d'huile essentielle sur une boule de coton que vous insérerez dans le sac de l'aspirateur. Merveilleux pour les propriétaires d'animaux de compagnie.

Vaporisateur pour le corps : Mélangez vos huiles essentielles avec de l'eau, agitez, vaporisez au-dessus de votre tête et inhalez. Creamsicle naturel : Mélangez dix gouttes de Lavande et dix gouttes d'Orange douce avec de l'eau de source dans une bouteille-vaporisateur de 60 ml. C'est rapide et facile à préparer. Agitez vigoureusement avant de vaporiser cette bruine douce et réconfortante, que vous pourrez utiliser à la maison comme au travail.

Mini-vaporisateur : Ajoutez trois gouttes de votre huile ou mélange d'huiles essentielles dans la bouteille-vaporisateur élancée de 10 ml. Celle-ci possède une pompe durable, est rechargeable en plus d'être chic et compacte (elle a la forme d'un cigare). Truc rapide et facile : conserver ce vaporisateur de poche dans votre sac à main, dans votre voiture ou dans votre tiroir au bureau. Lorsque vous devez subir une rencontre avec un client, patron ou collègue négatif, vaporisez-vous tout de suite après celle-ci.

Vaporisateur d'ambiance : Ajoutez 5 ml (100 gouttes) d'huile essentielle dans une bouteille de 120ml, que vous remplirez d'eau. Agitez vigoureusement avant de l'utiliser, les huiles essentielles étant insolubles dans l'eau. Vaporisez allègrement pour désinfecter la pièce.

Hydrosols en vaporisateur : Utilisez des hydrosols purs de Lavande, Néroli ou de Rose afin de purifier l'air, vaporisez-en au-dessus de votre tête, sur votre visage, sur votre matelas lorsque vous changez les draps. C'est un moyen fantastique de purifier votre maison en toute sécurité.

Méthodes d'application

L'application topique d'huiles essentielles est une des méthodes d'utilisation les plus efficaces. Selon Jean Valnet, docteur en médecine, une huile essentielle appliquée sur la peau peut atteindre la circulation sanguine et se diffuser dans les tissus en 20 minutes ou moins.

Bain aromatique : Ajoutez cinq à dix gouttes d'huile essentielle dans l'eau, selon la condition, l'état de santé et l'âge de la personne étant traitée et selon le type d'huile utilisée pour détoxiquer la peau, la détente ou le rétablissement. Il faut toujours ajouter l'eau en premier et mettre les huiles ensuite. Un bon moyen pour aider à la dissolution est de mélanger préalablement les huiles essentielles avec du sel ou des sels d'Epsom Pour les **enfants,** il faut toujours utiliser de **faibles dosages**.

Compresse froide : Ajoutez trois à cinq gouttes d'huile dans un bol d'eau froide, mouillez-y la compresse et appliquez sur la peau pour traiter les problèmes d'inflammation aiguë comme l'enflure, les maux de tête ou les foulures.

Compresse chaude : Mélangez deux ou trois gouttes d'huile avec 240 ml (environ 1 tasse) d'eau chaude, mouillez la compresse, tordez-la et placez-la sur la zone à traiter jusqu'à ce qu'elle ne soit plus chaude. Méthode idéale pour la douleur chronique, les douleurs musculaires, les crampes et les contractions.

Bain de **pieds** : Ajoutez de deux à six gouttes d'huile essentielle dans de l'eau froide ou chaude, dépendamment de la condition, de l'état de santé et de l'âge de la personne. Trempez les pieds pendant un maximum de dix minutes.

Bain pour les mains : Ajoutez de deux à quatre gouttes d'huile essentielle dans de l'eau froide ou chaude, dépendamment de la condition, de l'état de santé et de l'âge de la personne. Trempez les mains pendant un maximum de cinq minutes.

Méthodes de dilution : pour une once liquide (600 gouttes) d'huile de support

La " dilution normale " est habituellement 2,5%, soit 15 gouttes d'huile essentielle dans 1 oz d'huile de support. Puisqu'on me demande souvent comment diluer ou combien de gouttes ajouter, j'ai inclus ces tableaux très simples de mesure et de dilution.

1% de 600	=	6 gouttes
2% de 600	=	12 gouttes
2,5% de 600	=	15 gouttes
5% de 600	=	30 gouttes
10% de 600	=	60 gouttes

Conversion des unités de mesure du volume

30 ml = 1 once liquide	= 600 gouttes	= 2 cuillères à soupe
15 ml = 1/2 once liquide	= 300 gouttes	= 1 cuillère à soupe
5 ml = 1/6 once liquide	= 100 gouttes	= 1 cuillère à thé
1 ml = 1/30 once liquide	= 20 gouttes	= 1/5 cuillère à thé

Huile à massage pour le corps entier: la dilution la plus sécuritaire pour une huile servant au massage du corps entier est située entre 1% et 5%. Utilisez 2,5% comme valeur sûre pour des clients ayant une bonne santé générale.

Pour les clients étant dans une catégorie de risque plus élevé, plus la dilution est faible, plus c'est sécuritaire. Vous pouvez ajouter une, deux ou trois gouttes d'huile essentielle dans 100 gouttes d'huile de support. Si le client a une condition particulière, vous pouvez augmenter le taux de dilution.

__Huile à massage pour une région__ **spécifique** : Pour un usage général, utilisez un taux de dilution entre 2,5% et 5%. Pour les soins de la peau, une dilution plus faible est recommandée, alors utilisez un taux de dilution entre 0.5% et 3%. Pour des problèmes chroniques, utilisez une dilution entre 5% et 10%, tandis que pour des problèmes aigus, utilisez une dilution entre 5% et 15%. Assurez-vous d'ajuster le dosage pour les clients à risque élevé.

Application localisée : Une ou deux gouttes suffisent pour une situation critique. Si par exemple vous vous brûlez le doigt en cuisinant, une ou deux gouttes de Lavande pure sur la peau affectée préviendront l'apparition d'ampoules.

Bain de siège : Utilisez deux ou trois gouttes afin de prévenir les irritations cutanées potentielles. Il s'agit d'une méthode remarquable pour aider à réduire l'inconfort de cette région du corps.

Douche : Ajoutez deux ou trois gouttes d'huile essentielle sur votre éponge ou votre débarbouillette et frotter sur votre corps pendant la douche.

Brossage à sec : Ajoutez deux ou trois gouttes sur votre brosse ou votre gant afin de stimuler votre peau et votre système lymphatique. Sur tout le corps, frotter votre peau des orteils vers le cœur, du bout des doigts vers le cœur, en s'assurant de toujours aller des extrémités vers le cœur. C'est très efficace avant ou après votre douche matinale, une fois par semaine.

Produits Marina Mermaid (Aroma Marina)

Légende: 🧚 désigne mes produits

⭐ désigne les produits que je recommande

🌸 désigne des mélanges faits à la main, ou de simples huiles essentielles

🧚 Baume à Lèvres

Lick and Bite

🌸 Inhalateurs

Nose Job Crystal Clear

Nose Job Sports

Nose Job I Believe

Nose Job Pure Potential

Nose Job Limitless

🌸 Huiles essentielles simples

Arbre à thé	*Camphre*
Bergamote	*Cannelle*
Benjoin	*Cardamome*
Camomille allemande	*Carotte*

Cèdre/ Bois de Cèdre

Citron

Citronnelle

Clou de girofle

Coriandre

Eucalyptus

Encens

Épinette

Fenouil

Géranium

Genévrier

Gingembre

Hélichryse (Immortelle)

Jasmin

Lavande

Laurier

Lime

Mandarine

Marjolaine

Mélisse

Menthe poivrée

Menthe verte

Myrrhe

Néroli

Orange : Douce / Amère / Fleur
d'oranger / Sanguine

Palmarosa

Pamplemousse

Patchouli

Petitgrain

Pin

Poivre noir

Ravensara

Romarin

Rose

Bois de Santal

Sapin

Sauge

Sauge sclarée

Tangerine

Thym

Ylang Ylang

❁ Mélanges

Belly Zen **(Anti-Gaz)**

Breath Booster **(Onguent pour la respiration)**

Buddha Flush **(Anti-Cellulite)**

Chillax **(Détente et relaxation)**

Detox the Cleaner **(Anti-empoisonnement alimentaire)**

Digestive Warrior **(Aide à la digestion)**

Doggy Styles **(Aide à la relaxation pour les chiens)**

Dragon Lady Flush **(SPM)**

Dragon Lady Flush Dysmenorrhea **(Dysménorrhée)**

Dragon Lady Flush Hot Flash **(Bouffées de chaleur)**

Flow **(Constipation)**

Headache Gooone **(Maux de tête)**

Mister Fix it R **(Relaxation)**

Mister Fix it M **(Muscles)**

Mister Fix it B **(Os)**

Parasites in Me ? No way ! **(Parasites)**

Pump the Joy **(Bonne humeur)**

Pump the Peace **(Anti-Stress)**

❁ Huiles parfumées pour le corps

Flow **(" Remonteur " de moral)**

Sexy Mermaid **(Attraction)**

Wanted **(Aphrodisiaque)**

Lotions pour le corps

After Sex Glow
Aloha Mermaid
Buddha Yoga Fresh
Creamsicle
Gladiator Awakening
Marie-Jeanne de France

Gels douche

After Sex Glow
Buddha Yoga Fresh
Creamsicle
Gladiator Awakening
Lavender de France

Vaporisateurs

Chillax **(Détente et relaxation)**
Dragon Lady Flush PMS **(SPM)**
Dragon Lady Flush Dysmenorrea **(Dysménorrhée)**
Dragon Lady Flush Hot Flash **(Bouffées de chaleur)**
Green Wing **(Vaporisateur facial pour l'après-midi)**
Pump the Joy **(" Remonte-moral ")**
Pump the Peace **(Anti-Stress)**

Salute the Sun **(Vaporisateur facial pour le matin)**

White Wing **(Vaporisateur facial pour le soir)**

L'ensemble Marina Mermaid (Aroma Marina) de premiers soins et pour le voyage

13 huiles essentielles simples

Arbre à Thé

Camomille allemande

Citron

Citronnelle

Clou de girofle

Eucalyptus

Géranium

Gingembre

Lavande

Menthe poivrée

Pamplemousse

Patchouli

Thym

Huiles de support

Huile de Jojoba

Huile de noyau d'abricot

Huile d'amande

Accessoires de mieux-être recommandés

Bouteilles ``vaporisateur``, 10 ml

Gant Renaissance (il est possible de le commander avec moi)

Tab Bra www.tabbra.com

Diffuseur pour la voiture (il est possible de le commander avec moi)

Mist de Light Ultrasonic Ionizeur & Diffuseur (il est possible de le commander avec moi)

Spiritual Gangster clothing (vêtements) www.maayoga.com

Programmes de nettoyages incroyables www.cleansing.marinadufort.com

LE pH des résidus d'aliments

Voici une liste d'aliments communs avec une estimation de leur potentiel relatif d'acidité (-) ou d'alcalinité (+), présent dans une once de nourriture.

Luzerne	+29.3
Amande	+3.6
Abricot	-9.5
Artichauts	+1.3
Asperges	+1.1
Avocat (protéine)	+15.6
Banane (mûre)	-10.1
Banane (pas mûre)	+4.8
Herbe d'orge	+28.7
Sirop d'orge malté	-9.3
Haricots, coupe française	+11.2
Haricot de Lima	+12.0
Haricots blancs	+12.1
Boeuf	-34.5
Bière	-26.8
Sucre de betterave	-15.1
Betterave rouge, fraîche	+11.3
Biscuit, blanc	-6.5
Bleuets	-5.3
Bourrache	+3.2
Noix du Brésil	-0.5
Pain de seigle	-2.5
Pain blanc	-10.0
Pain de blé entier	-4.5

Pain complet	-6.5
Choux de Bruxelles	-1.5
Gruau de sarrasin	+0.5
Beurre	-3.9
Babeurre	+1.3
Chou vert (récole de décembre)	+4.0
Chou vert (récolte de mars)	+2.0
Chou rouge	+6.3
Chou de Savoie	+4.5
Chou blanc	+3.3
Cantaloup	-2.5
Carvi	+2.3
Carotte	+9.5
Noix de cajou	-9.3
Choux fleur	+3.1
Piment de Cayenne	+18.8
Céleri	+13.3
Fromage à pâte ferme	-18.1
Cerises, acides	+3.5
Cerises, sucrées	-3.6
Chia germé	+28.5
Poulet	-18.0 à -22.0
Ciboulette	+8.3
Noix de coco, fraîche	+0.5
Café	-25.1
Consoude	+1.5
Huile de maïs	-6.5
Canneberge	-7.0
Crème	-3.9

Concombre, frais	+31.5
Cumin	+1.1
Groseille	-8.2
Cassis	-6.1
Groseille rouge	-2.4
Pissenlit	+22.7
Dattes	-4.7
Chiendent	+22.6
Œufs	-18.0 à -22.0
Endives fraîches	+14.5
Fenouil	+1.3
Jus de figues en poudre	-2.4
Avelines	-2.0
Poisson d'eau douce	-11.8
Poisson de mer	-20.0
Huile de lin	-1.3
Graines de lin	+3.5
Fructose	-9.5
Ail	+13.2
Groseille à maquereau	-7.7
Pamplemousse	-1.7
Raisins, mûrs	-7.6
Noisettes	-2.0
Miel	-7.6
Raifort	+6.8
Jus de fruits naturel	-8.7
Jus de fruits sucré	-33.4
Herbe de kamut	+27.6
Ketchup	-12.4

Chou-rave	+5.1
Lécithine de soya (pure)	+38.0
Poireaux	+7.2
Citron frais	+9.9
Lentilles	+0.6
Laitue	+2.2
Laitue, fraîche	+14.1
Laitue, mâche	+4.8
Lime	+8.2
Spiritueux	-28.6 à -38.7
Foie	-3.0
Noix de macadamia	-11.7
Mandarine	-11.5
Mangue	-8.7
Margarine	-7.5
Huiles de produits de la mer	+4.7
Mayonnaise	-12.5
Abats	-3.0
Lactose (sucre du lait)	-9.4
Lait homogénéisé	-1.0
Millet	+0.5
Mélasse	-14.6
Moutarde	-19.2
Noix de soya (trempées puis séchées à l'air)	+26.5
Huile d'olive	+1.0
Oignon	+3.0
Orange	-9.2
Huitres	-5.0
Papaye	-9.4

Pêche	-9.7
Arachides	-12.8
Poire	-9.9
Pois tendres	+5.1
Pois secs	+0.5
Ananas	-12.6
Pistaches	-16.6
Prune italienne	-4.9
Prune jaune	-4.9
Porc	-38.0
Pommes de terre, entreposées	+2.0
Onagre	+4.1
Citrouille	-5.6
Quark	-17.3
Radis germé	+28.4
Radis noir d'été	+39.4
Radis blanc de printemps	+3.1
Framboise	-5.1
Radis rouge	+16.7
Rhubarbe	+6.3
Sirop de riz brun	-8.7
Riz brun	-12.5
Églantier	-15.5
Rutabaga	+3.1
Graines de sésame	+0.5
Prêle des champs	+21.7
Oseille	+11.5
Soya (cuit et broyé)	+12.8
Soya, farine	+2.5

Soya, germes de	+29.5
Soya, fèves fraîches	+12.0
Épeautre	+0.5
Épinards (récolte autre que celle de mars)	+13.1
Épinards (récolte de mars)	+8.0
Herbe de paille	+21.4
Fraises	-5.4
Jus de canne à sucre évaporé (Sucanat)	-9.6
Sucre blanc raffiné	-17.6
Huile de tournesol	-6.7
Graines de tournesol	-5.4
Édulcorants artificiels	-26.5
Tangerine	-8.5
Thé noir	-27.1
Tofu	+3.2
Tomate	+13.6
Cassonade	-9.5
Navet	+8.0
Veau	-35.0
Noix de Grenoble	-8.0
Cresson	+7.7
Melon d'eau	-1.0
Germe de blé	-11.4
Herbe de blé	+33.8
Blé	-10.1
Vin	-16.4
Zucchini	+5.7

Reproduit avec la permission de Dr. Robert O. Young, www. phmiracleliving.com

Référence : Young, Robert O. *Sick and Tired*. Alpine, UT, 1977.

Le fait qu'un aliment soit qualifié d'acide ou d'alcalin n'est pas **déterminé par son pH**, mais **plutôt par le PH de son résidu métabolique.**

Les livres qui m'inspirent

Le Parfum : Histoire d'un meurtrier, Patrick Suskind

Words that Shook the World, Richard Greene

101 Reasons Why You Must Write A Book; How to Make a Six Figure Income by Writing and Publishing Your Own Book, Bob Burnham & Jeff McCallum

Miracle Detox Secrets, Tony O'Donnell, Naturopathe

Electromagnetic Pollution, A Hidden Stress to Your System, Dre Sabina M. DeVita

Les Contes du Cordonnier, Pierre Dufort (mon père)

The Complete Book of Essential Oils & Aromatherapy, Valerie Ann Worwood

Aromatherapy for the Soul, Valerie Ann Worwood

The Art of Aromatherapy, Robert B. Tisserand

Boutique Thinking in a Big Box World, Joe Marcoux

The Illustrated Encyclopedia of Essential Oils, Julia Lawless

Magickal Mermaids and Water Creatures, D.J. Conway

Why Mars and Venus Collide, John Gray

Alkalize or Die, Dr. Theodore A. Baroody

Aromatherapy Workbook, Marcel Lavabre

The Practice of Aromatherapy, Dr. Jean Valnet

The Cure for All Diseases, Hulda Regehr Clark, Ph.D., N.D.

Heal Your Body A-Z, Louise L. Hay

You Can Heal Your Life, Louise L. Hay

The Healing Code, Alexander Loyd, PhD, ND et Ben Johnson, MD, DO, NMD

Ask and It Is Given, Esther et Jerry Hicks

The Law of Attraction, Esther et Jerry Hicks

Magical Mermaids and Dolphins Oracle Cards, Doreen Virtue Ph.D.

Archangel Michael Oracle Cards, Doreen Virtue Ph.D.

Angel Words, Doreen Virtue et Grant Virtue

The Art of Extreme Self-Care, Cheryl Richardson

Essential Women, Jennifer Jefferies

Essential Men, David Webb

Hydrosols, the Next Aromatherapy, Suzanne Catty

L'Alchimiste, Paulo Coelho

Phoenix Star, Kiernan Antares

Change One Belief, compilé par Bob Burnham

The New Holistic Herbal, David Hoffman

Women's Bodies, Women's Wisdom, Christiane Northrup M.D.

Aromatherapy, Roberta Wilson

Sick and Tired, Dr. Robert O. Young

Voulez-vous maximiser votre santé de manière naturelle ?

Faites les premiers pas après la lecture de mon livre

Contactez-moi !

À votre santé

Marina Dufort, R.A.